大是文化

婦科女醫的
私密門診

每天一分鐘溫活訓練，
改善經痛、婦女病和不孕症，
讓妹妹溫潤緊實

膣の女子力

日本最愛子宮的婦產科醫生、
治癒五萬名女性婦科病

駒形依子 ◎著　高佩琳 ◎譯

目錄

CONTENTS

第二章

女人最重要但又最恨的朋友

第三章
女醫生的私密性愛門診

第四章

不能輕忽的婦女病與性病

第五章 九招自我照護法，讓妳性福健康

推薦序一

做好私密處保養，得到滿滿的健康與幸福

婦產科女醫師／郭安妮

身為女性同時也是婦產科醫生，我對病患的疑難雜症，總是特別感同身受，尤其在自己生了孩子後，更能體會許多媽媽生產前、後的身體變化。因此看診時，很多女性難以啟齒的事，患者願意和我分享，而面對這些問題，我也透過自己的經驗，在醫療與心理上幫助大家度過難關。

很多人會問我這個問題：「為什麼妳會選擇當婦產科醫師呢？」

孕育生命的過程非常奇妙，是自然界偉大傑作，能在這個充滿奇跡的過程，

協助孕婦順利生產，我認為是件很有成就感的事。

等到我開始看診之後，深感婦產科醫師要肩負的責任十分重大。為了聽見嬰兒有如天籟般的第一聲哭啼，婦產科醫師必須謹慎小心面對肩難產（按：指產婦分娩時，嬰兒頭部已伸出來，但肩前卻卡在產婦的恥骨弓）、羊水栓塞、產後出血等狀況，而且還得在午夜時趕著出診、黎明時緊急開刀。但是在歷經這些辛苦的過程後，看到媽媽順利誕生寶寶後喜悅的樣子，我認為一切都值得了。

現今女性婦科疾病的發病年齡逐漸下降，例如：慢性盆腔炎引發的輸卵管堵塞，可能會影響生育；長期的子宮頸炎、子宮頸糜爛，則可能發展為子宮頸癌。這些都是女性不可忽視的。

除了預防疾病發生，也要做好私密處保養，因為人的肌膚會隨著時間逐漸失去彈性而鬆弛，而女性私密處也會面臨同樣的問題，再加上女性會經歷懷孕、生產、更年期與老化，因此更容易造成婦科問題。

在現代，如果不能適時的調整好心情，排除過多壓力，讓自己隨時處在最佳狀態，面對接連不斷的挑戰時，便難以維持往常的水準與效率。為了保持好自己的步調，除了要滿足心理需求外，也得照顧好自己的身體，尤其是事業、家庭兩頭燒的職業女性更是如此。不過，有些情況較為隱私，甚至難以啟齒，如何解決這些私密問題，便成一大難題。

隨著醫學進步，婦產科醫學對於子宮的探討及研究不曾間斷，女性的平均壽命也越來越長，而性知識與性行為的開放，讓許多年輕女性提早暴露在風險之中，因此婦科知識更顯重要。

由於女性在各階段要面對的子宮重點都不同，卻又一脈相連，誠如這本書鉅細靡遺的將女性子宮問題逐一解析，將婦產科的專業知識與經驗分享給女性，從小女生到熟齡玉女，都能一解疑難雜症，然後得到滿滿的健康與幸福。

推薦序二

通往女人的心靈是陰道

京華中醫診所專任醫師／鄒瑋倫

看到《婦科女醫的私密門診》一書時，讓我眼睛為之一亮，因為最近幾年，充斥在書架上有關女性身體的書，大多是子宮力、卵巢力、暖活、暖宮，或甚至標註「婦科強，人就強」等，吸引人一看就想買，但翻開書頁，卻是很一般的工具書。這本《婦科女醫的私密門診》，則是很聚焦在陰道的書籍。

說到陰道，很多人往往會認為這裡很隱晦、私密，其實一點也不。現代風氣開放，門診時，病人對答自如，例如排卵期、性經驗、性交痛、做愛後膀胱炎、卵巢破裂痛苦等，醫病對談非常火熱，也相談甚歡。

但是，當病人滿嘴跑火車（按：講話不經大腦，胡亂說話），說到和自己健康切身相關的陰道生理知識及經期時，我往往得忍著不發火，因為她們說的並非正確，而是胡亂吸收資訊。

月經約二十八天一行，可能快或慢幾天，這很正常，但是，月經一次來三個月血流不止，卻還慢慢等經期結束，直到墊衛生棉墊到陰道口起疹、奇癢難耐時，才姍姍來看醫生。然而，這類人來找我看診的理由，卻是怕陰道口色素沉澱變黑、男友不喜歡，對經期不停卻淡淡帶過；還有，有的媽媽每次做愛都痛到沒高潮，卻強忍不適，忍到更年期陰道更萎縮，痛到出血，經過中藥調理及西醫補充荷爾蒙後，才得以重新回春，甚至再婚有了小鮮肉老公。

陰道是一條通道，出現陰道炎時，醫生會給塞劑，藥物經黏膜吸收使之乾爽舒服。每次月經來時，透過排出經血洗滌一次通道，新陳代謝一次，身體汰舊換新，連大腦皮質層血清素都跟著全新升級。這是女人比男人更有優勢的地方。

可是，如果沒有用到這些優勢，照樣吃香喝辣、飲冰喝酒、生活作息不節制，也難怪會引起陰道炎、常常感染念珠菌、陰道鬆弛、下肢運動無力。

在本書中，有解決方法且非常實用，從陰道下肢不鬆垮，到下背上背彈性結實、美背翹臀，有另一番體認。

外國人常說：世界上最寬闊的是海洋，比海洋更寬闊的是天空，比天空更寬闊的是人的心靈。但是民初有一位學者曾說，通往女人的心靈是陰道。我們身為女人，理應將通道變得更有彈性、柔軟、堅強，迎接各年齡變化的颶風狂浪。

前言
強化女子力，讓妳內外皆美

相信很多人看到本書的日文書名《膣の女子力》（按：直譯為陰道女子力）都會感到好奇。

一般而言，女子力讓人聯想到的是，花心思在穿著打扮上、擅長料理、對任何人都體貼細心等，一種用來表示女人味的詞彙。

不過，本書想談的女子力，並非指外觀跟性格舉止有女人味，而是指如何讓陰道維持在良好狀態，這點對妳今後是否能愉快的談戀愛、享受美好的性生活、自然懷孕、順利生產來說，顯得至關重要。

衍生效果不僅止於此。

陰道狀態良好，代表陰道的血流狀態也很好。因此當身體變暖、血流量增加，進而提升免疫系統、平衡體內荷爾蒙，幫助妳舒服度過生理期和經前症候群（按：為一種身心症，在月經前約一週變得易怒、焦慮、憂鬱，或出現體重增加、愛吃東西、下腹及胸部腫脹等情況），讓身心從裡到外都獲得健康。

換言之，我認為提升陰道狀態，對於想過上充實人生的女性來說不可或缺。我敢這麼說，是因為我身為婦產科醫生，為女性診療、傾聽她們的困擾時，留意到那些苦於婦女病的人，都是因陰道受寒而影響健康。

然而，會來婦科看診的人，大多是早已出現自覺症狀（按：即有疾病時，人體內出現一系列機能、代謝等，引起病人主觀上的異常感覺，如疼痛、不適等）的人。

為了調查那些「有疾病卻無症狀」和「沒有疾病」的人，其陰道處於什麼狀態，我辭去正職成為兼職醫生，因而得以盡情調查陰道健不健康與疾病之間有什麼關聯。

我收集約五萬件資料數據，終於挖掘出陰道狀況與症狀、疾病之間的關係。

事實上，我長年受經痛和經血過量所苦，而這也是我調查陰道的原因之一。我十七歲開始經痛，當上婦產科醫生後更是變本加厲，不但經血過量、腰痛、有經前症候群，嚴重時甚至無法好好工作，只能一天服用四次止痛藥來勉強撐過去。

但是，我身為醫生，盡心的指導、治療患者，卻對自己的狀況視而不見，令我感到很矛盾。冷靜思考後，不論作為醫生或女性，我覺得都應該想辦法解決這個狀況。

此後，我嘗試各式各樣方法，包括西藥、中醫、自我照護等。我親身驗證人們口中很有效的方法，只為求得對自己來說真正有效的解方。

根據這些親身實驗所獲得的經驗，以及透過診療、教科書中累積的知識，甚至觀察過約莫五萬人的陰道後，我發現：陰道狀態越好的人，很少出現經期不適症狀，且擁有良好的伴侶關係，以及多產傾向；反之，陰道狀態越差的人，不僅多有經期不適症狀和白帶（分泌物）方面的困擾，也有不少人苦於伴侶關係或不孕症。

陰道是平時誰都看不到的地方，基本上只有妳喜歡的人看得到。說得更明白一點，那是一個妳自己不刻意看便也看不到的位置。

很多人願意為了讓他人覺得自己看起來光鮮亮麗，而花錢護膚、美髮等，努力保養外觀，至於他人看不見之處，就不太花心思打理了。

當然，要不要照護陰道，是妳的自由。

舉個例子，妳到喜歡的人的家裡玩，覺得他家整理得很乾淨，認為對方是個愛乾淨的人。不料，一打開衣櫥，塞成一團的衣物從中落下，難道妳不會因此感到失望嗎？

把這個例子代換成陰道，意指儘管妳的外在女子力滿分，但對內在卻很敷衍，就不算擁有真正的女子力。

正是這種自己或閒雜人等看不見，只給喜歡的人看見之處，才足以反映出妳是否善待陰道，呈現自身的內在美。

如果妳以為只要「今天做照護，明天便能立即見效」、「做一次照護就夠了」，就可以提高陰道的功能，可說大錯特錯。重點是平日要堅持不懈的保養，這不是臨時抱佛腳能達成的事。

只要肯做扎實的努力，將能**大幅改善妳與伴侶的關係**，也讓妳更加享受魚水之歡。

比方說，老是因為「疼痛、不舒服」等理由而對性交退避三舍的人，不妨利用陰道訓練來提升敏感度，便能享受性愛。

雖然很多女性會把性交的主導權交給男性，但為了最大化利用男性的奮力使勁，女方也得努力鍛鍊陰道、提升陰道敏感度。

比什麼都重要的是，妳能因此**獲得健康又快意的身體**。隨著陰道和骨盆內的血流量增加，陰道會變得溫暖又放鬆，子宮和卵巢也能好好運作，身體也會在妳想懷孕時輕易受孕。

更甚者，還能消除經期前後的不適，舒適的度過每一天，月經來訪的日子也能安穩度過。

本書的目的，是為了幫助女性擺脫生理問題和婦女病，打好與伴侶之間的關係，甚至忍不住說出：「當女生太棒了！」

接下來，我以作為醫生的經驗及結合東西醫學的親身實證，來深入說明並告訴女性，調養陰道有多麼重要。

我相信，只要提高陰道女子力，好事源源不絕。同時，我也希望妳務必親身體驗這種感覺。

第一章

女人的美，由女子力決定

1 照顧好陰道，天天享受魚水之歡

妳知道陰道是什麼樣的器官嗎？

所謂陰道，意指連結子宮入口與外部性器官（外陰部），長約十公分的皺褶狀黏膜組織。這個筒狀的肌肉性器官負責排出經血和黏液。

妳應該有因為受惠於黏膜組織的豐富血流，使傷口快速癒合的經驗吧？

由於陰道也是黏膜組織，故本身亦充滿彈性與柔軟度。換句話說，若陰道很健康，理應處於血流通暢又溫暖的狀態。

因為陰道黏膜和皮膚一樣，由扁平上皮細胞所構成，所以白帶並非由陰道本身分泌。陰道內的分泌物，主要都是來自子宮和外陰部。

為了讓陰道豐滿又柔軟，最重要的就是一種名為雌激素（estrogen）的女性荷爾蒙。

陰道是一種為了排出分泌物和每個月都會剝落的子宮內膜、接受伴侶的陰莖、嬰兒產出的通道，以及為了孕育生命而進行必要運作的器官。

正因這裡是堪稱女性的象徵，所以我希望女性們能好好面對、用心照顧。

什麼是好陰道、完美陰道？其實就是指血流良好的陰道。

血流狀況良好，自然會讓陰道變得溫暖，進而改善子宮受寒，月經期間也會更加舒適。

我會在後文詳細說明原因。但簡單來說，因為溫暖的陰道也能使腸道暖和，使女性不再輕易便祕或者是拉肚子，免疫系統也會跟著提升，讓妳從裡到外都很健康。

除此之外，在性生活方面也是好處多多。**豐軟的陰道，不僅會提高與陰莖的契合度，也能隨著體液分泌增加、加強神經傳達效果**，進而提高敏感度，改善性交痛。

由於男性的陰莖也會根據當天狀況，而有不同的角度和尺寸變化，所以若女性的陰道能接受任何狀況的陰莖，發揮最大限度的感受力，也能增進雙方的溝通關係。

性交時，感到疼痛或舒服，不完全是男性的錯。我覺得女性也該為了與重要的人共享魚水之歡，做出相應的準備和努力。

照顧好陰道，是活出健康又充實人生的必要條件。

下一節開始，我將依照陰道的狀態，依序解說四個重要的關鍵詞：

- 受寒。
- 鬆弛、下垂。
- 微生物群平衡。
- 萎縮。

2 高達八○％的女性，陰道受寒

陰道對女性的身體來說，具有非常重要的作用。雖然這麼說，但我為女性診療時，發覺很多人的陰道處於受寒狀態。

以女性來說，往往在產後對性愛和伴侶失去興致，性交頻率也因此減少。當性交頻率減少、陰道使用率下滑，將導致陰道失去柔軟性、血流減少，於是變得越來越冷了。

不僅是產後，近年來，隨著女性穿高跟鞋的年齡下降，有些年輕女性在身體尚未發育完全前，便已骨盆歪斜，使得骨盆內的血流狀況不佳、陰道受寒。

妳的陰道是否也在不知不覺間受寒？

我認為有溫暖的陰道就有溫暖的子宮，一旦陰道受寒，子宮也會跟著受寒。畢竟，子宮與陰道是相連結的。姑且不論經痛，子宮肌瘤和子宮內膜異位症（第四章介紹）等子宮相關疾病的原因，據說都肇因於子宮受寒。

不過，我無法接受這種沒經過實際驗證的說法，為了查明真相，我辭去固定正職，以兼職醫生的身分，在許多地方幫忙做子宮頸癌檢查，因而得以親眼確認染病與健康人士的陰道。

我以每日檢查三十人至七十人、每週看診四天至五天的速度，五年下來，用自己的方式持續收集到的資料數據，居然高達五萬件！

我拚命的調查，以讓手指保持一定溫度為前提，來感覺病患的陰道究竟比自己的手指還冷或暖。即使只是憑自己的感覺，並沒有測量正確的溫度，但與此同時，不論患者的陰道是冷或暖，我都有逐項確認她們是否有過懷孕及生產經歷、白帶狀態、過去病史、生理週期、月經量，以及經痛等。

結果得知大約有八〇％女性的子宮受寒。另外，我也發現有受寒狀況的人少有懷孕、生產經歷，大多患有某些婦科病史；反之，我感覺陰道溫暖的人，不僅有多產傾向，也顯然很少有婦科病史。

「我沒有這種病史，所以沒問題。」如果妳這麼想就錯了，很多陰道溫度偏低的人，因為早已冷到理所當然，所以根本沒發現自己的陰道受寒了。

基本上，女性會被碰觸陰道的機會，除了婦科看診之外，只剩下性交了。這種時候陰道會因為各種刺激，處於血流集中的狀態，溫度自然會比平常高。因此，女性也沒什麼機會察覺自己的陰道受寒。也就是說，最好以「約有八〇%女性陰道受寒，我可能也是其中之一」為前提，來做自我照護。

女性不妨趁泡澡時，手指在溫暖的狀態下，試著插入陰道確認。如果感覺比妳的手指還涼，就代表陰道受寒了。正常情況下，陰道應該是閉合狀態，然而鬆弛的陰道會有空氣進入以及因為肌肉減少，而降低血流，最終導致陰道受寒。

人的體溫都是藉由血流來維持溫暖，所以若血流減少時，體溫自然會下降。

過去不曾在意陰道的人，或許會對自己的陰道狀態感到不安。別擔心，只要依循後面章節的建議，妳的陰道將能重獲新生。

3 腸胃一旦受寒，陰道跟著遭殃

我之所以高呼要溫暖陰道和子宮，主要原因在於**身體的中心是子宮，而非心臟**。只要拍過全身照就知道，身體的實際中心是在下腹部，亦即子宮所在之處。

換言之，溫暖身體的中心，在身體構造上，女性要溫暖陰道和子宮；男性則要溫暖大腸等位在下腹部的器官。

正因為人體必須讓中心維持溫暖狀態，所以溫度低於體溫才容易製造精子的睪丸，位於身體外部，而必須常保溫暖狀態的子宮和卵巢，則位於身體內部。

有血海之稱的子宮，是血流最為豐富的內臟器官。

原則上，只要體溫維持約攝氏三十七度，細胞會自然的進行活化作用，進而溫暖全身，也有助於活化全身的細胞。

一般認為女性會受寒，是因月經流失大量血液。不過，下腹部除了子宮、卵巢外，還有小腸和大腸。當子宮、卵巢和陰道受寒時，也可能將子宮周圍的器官一起拖下水。由這點來看，讓**有連帶關係的胃部保持溫暖也很重要。**

要產生因為經血過量而流失的血液，有賴於腸胃的運作。一旦腸胃受寒，便會降低這項機能。聽說光是吃進冰冷食物或飲料，就會降低腸胃溫度攝氏二度。

經血過多的女性，由於每個月會流失大量血液，導致體內流動的血量減少。如此一來，內臟會因受寒而降低機能，如果腸道持續受寒、發涼，想回暖會非常費力，內臟狀況可說是陷入惡性循環之中。積年累月，身體漸漸出現各種不適的原因。

血液首先會從心臟流往指尖，透過動脈向全身細胞傳送養分和氧氣。與此同時，血液回收二氧化碳和代謝廢物，藉由靜脈通過指尖、子宮和卵巢然後回到心臟，但由於此時的血液由下往上流，所以靜脈的流動力道，不如動脈強勁。

有鑑於此，若在寒冷的日子穿迷你裙，血液因流經冰冷的腿足而降溫，發涼的血液則進一步使陰道、子宮和卵巢受寒。

就算好不容易暖了腸胃，一旦發涼的血液流回來，使子宮受寒，進而讓腸道再度受寒。我建議大家要自我照護，**找到方法來活動肌肉，讓血液循環能更加順利運作。**

話說回來，**想溫暖子宮和卵巢，治療的根本在於增加血量**。

據說四〇〇毫升出血量，在腸胃機能不失常的情況下，至少也要花三個月才得以恢復。由於血量很難馬上增加，所以我認為最好一邊照養腸胃，一邊全力溫暖腸胃和下半身，效果才會更快出現。

我不是要求女性一輩子都不能裸腿、穿短裙，而是指**不要刻意在冷天穿短裙比較好**。

若無論如何都想穿短裙，我建議妳可以穿上胯下暖暖墊（見第五章）。

4 經常漏尿？可能是妳的陰道鬆弛了

第二個關於陰道狀態的重要關鍵字是鬆弛下垂。

陰道受寒的人容易出現外陰部下垂和陰道鬆弛。有沒有下垂，用肉眼就能判斷，但是否鬆弛，則很難看出來。

因為外陰部和臉部都在同一塊皮膚上，所以可推測下垂的主因，在於**乾燥與肌力衰弱**。追本溯源，因肌力衰弱導致血流不順，於是造成肌膚乾燥。

血液主要負責將養分、氧氣和水分傳送到各個組織。當血流量減少，代表水分也會跟著減少。一旦組織和皮膚沒有水分滋潤而變得乾燥，將失去彈性、減少分泌物。

相信妳曾聽過，若臉部肌肉鬆弛，只要輕輕按摩就能增加血液循環，讓氣色變好、改善鬆弛狀況。

其實，外陰部和陰道也是如此。所以我建議利用陰道訓練，來增加肌力；靠按摩會陰來增加血流量，藉此改善鬆弛與下垂問題（第五章會詳細介紹）。

從外陰部鬆弛，可得知陰道黏膜組織也跟著鬆弛了。因為不太可能有外陰部乾燥，陰道卻依然溼潤的狀況發生。

此外，對皮膚和黏膜鬆弛狀態置之不理，也會造成陰道下垂。

事實上，確實有人因被伴侶說：「妳的陰道好鬆。」才會前來參加陰道訓練講座，但**陰道鬆弛所影響的範圍，不僅限於性愛，連健康、美容，甚至減肥，也會受到牽連**，所以我建議**所有女性都要做陰道訓練**。

話雖如此，妳不太可能透過跟誰比較，來了解自己的陰道是否鬆弛下垂。接下來，我要介紹幾個徵兆，來幫助妳判斷：

- 是否漏尿。

- 泡完澡起身後，是否有水從陰道流出。
- 生理期入浴時，經血是否會染紅池水。

漏尿，是指支撐骨盆內臟器的骨盆底肌群、韌帶和筋膜，因每天一點一點的斷裂而拉伸，使尿道緊縮功能惡化，導致子宮脫垂、膀胱脫垂而造成的結果。

有些人認為漏尿是老年人才會出現的問題，據說在現代，就算不是處於產前或產後階段，二十歲至三十歲的女性中，約有一〇％至二〇％的人受此困擾。而實際情況是，超過四十歲的人中，有三〇％至四〇％的人都有這個問題。

漏尿，不再是老年人專屬的疾病了。

年輕時就讓骨盆底肌鬆弛，極有可能幾年後就被迫提早加入包尿布的行列。

一旦子宮脫垂，膀胱和直腸也會受到牽連，膀胱因變形而無法一口氣完成排尿，殘尿會在受壓時漏出來。

在發生這種事前，女性可以利用陰道訓練來自我照護。

我擔任老人安養中心的特約醫生時，有遇過某位老人，年輕時分娩過三、四次，但活到八、九十歲時，不曾尿失禁或漏尿；也有人因搞壞身體，須暫時使用尿布或尿墊，卻因此深受打擊而食慾盡失、臥床不起。

「上了年紀就會漏尿、尿失禁」這個說法絕非理所當然。想過怎樣的人生，由自己來選擇。妳可以從現在開始，以打造一個不會隨年齡增長而漏尿、失禁的健康身體為目標。

附帶一提，即便妳不會漏尿，若符合下列兩種狀況：「泡完澡起身時，有水從陰道流出」、「生理期入浴，經血會汙染池水」，也需要多加留意。

這是因為，陰道的入口受到左右兩側的陰道括約肌施壓，讓組織緊密貼合，所以基本上不會因為身體泡澡或進游泳池、暴露於外頭空氣中而進水。雖然骨盆會在生理期前後打開，可能使陰道比平時稍微鬆一點，但也不會出現上述情況。原則上只要陰道不鬆弛，就不會發生這種現象。

換句話說，陰道進水，即代表無法維持負壓狀態，也就是陰道鬆弛下垂。

若發生泡完澡起身，有水從陰道流出、經血汙染浴缸情況的人，我建議最好鍛鍊一下陰道。

5 骨盆歪斜，也會讓陰道變鬆

骨盆歪斜是一種生活習慣病。

總是把腳跨在同一邊、老用同一邊肩膀背東西、提重物時習慣把腰彎向另一邊，這些生活中不經意的動作，會造成骨盆日漸歪斜。甚至可以說，骨盆不歪斜且左右對稱的人非常少。其實，**骨盆歪斜會致使陰道鬆弛**。

教科書上的子宮，往往畫在骨盆正中央，但現實中很少有人的子宮是剛好位在骨盆正中央。由於子宮連結腸道和膀胱，膀胱會積蓄尿液，而便祕會使大腸和直腸塞滿糞便，所以大多女性的子宮會偏向左右某一邊。

不過，子宮與骨盆因有韌帶連結，得以避免子宮過度歪斜。韌帶扮演橡皮筋般的角色，所以一旦受到任何壓迫，都能柔軟的對應。

這樣的韌帶也有血液流經過，且韌帶附近有一些較粗的血管。萬一骨盆歪斜越加嚴重，讓韌帶受到拉伸，流動其中的血管也會被拉長，結果**導致血管無法進行收縮，所以減少可流動的血量**。

血管收縮，需要某種程度上的舒張、弛緩。組織很難從收縮狀態下進一步收緊，所以為了收縮，必須先放鬆，為組織留下舒張的餘裕。若無法反覆舒張與收縮，血液便無法確實流動，致使整個骨盆的血流因此惡化。**而骨盆內的子宮和卵巢的血液減少，必然會牽連送達陰道的血液量**。

如此一來，由血液搬運的水分、養分和氧氣也會跟著減少。陰道除了變得乾燥，也因沒能順利交換物質跟能量，而新陳代謝不佳，使得陰道的肌肉品質惡化，輕易陷入鬆弛與下垂狀態。

新陳代謝對於雌激素來說極為必要，因此狀態良好的陰道，也是荷爾蒙平衡完整的指標。

另外，產後沒有做骨盆保養的人也要注意。

基本上這和有沒有生產經驗無關，但凡懷孕過一次，骨盆就會配合張開，所以骨盆有很高的機率因為張開而變鬆。即便是剖腹生產的人，子宮也會因為歪斜的骨盆而下垂。

不論是自然分娩或剖腹生產，也不管孩子有沒有生出來，哪種都沒關係，重點是，凡有懷孕經驗的人都必須做骨盆保養。

正常情況下，生理期後到排卵前，骨盆會閉合；從排卵到生理期前骨盆會張開，但要是**骨盆的開闔不順利，生理期前和生理期間就會腰痛**。

假如生理期前後，骨盆開闔有一公釐闔不上，**若放著不管，一年就會張開大約一公分**，導致血流惡化，進而阻礙子宮、卵巢和陰道的血流。

重要的是讓張開的骨盆回歸本位，不讓其持續張開。

因經痛而有嚴重腰痛的人，很有可能是骨盆歪斜、骨盆周圍肌肉僵化所致。這類人可以利用骨盆伸展操（第五章介紹）來舒緩張開肌肉。

讓骨盆回到原本的位置、使骨盆順暢開闔，就能增加骨盆內的血流量，讓子宮、卵巢和陰道的狀態好轉。

6 肚子上的贅肉可能是經痛主因

妳是否曾感嘆：「小腹最近好凸。」「甩不掉肚子上的肥肉。」

其實造成腹部脂肪的原因有兩個。

一個是腹肌不多，或是懷孕期間肌肉被推往左右兩側，為了避免內臟著涼而生出脂肪。由於脂肪有隔熱作用，所以很容易長在不能受寒的部位；另一個是胃下垂，意指胃部無法保持在本來應該的位置而下垂。因使內臟保持在原本位置的能量衰弱，所以也很容易讓子宮跟著下垂。

胃位在腸道上方，胃下垂會使胃部垂到腸道附近，因而引發吸收障礙，所以不論吃多少都很難發胖。

正常來說，一旦人吃太多，胃會擴張到占滿周遭空間，最後痛苦到再也吃不下。然而，有胃下垂狀況的人因胃部下垂至腸道，所以胃部周圍有足夠的空間能擴張，因而得以大量進食，結果就是，這些食物的重量會加諸在腸道與子宮上。

若有便祕或內臟脂肪，更是重上加重，當子宮受到上方壓迫，會越來越往下垂。**光是子宮受到壓迫，就足以成為經痛的原因。**

因為支撐子宮的韌帶受到拉伸，致使血管無法順利收縮、血流惡化，結果血流量減少，導致子宮和卵巢陷入受寒的惡性循環中。此外，陰道的肌肉品質也跟著衰弱，輕易引發鬆弛和下垂的狀態。

另外，肚子上的贅肉也會讓陰道、子宮或卵巢出現問題，須多加留意。

7 陰道要健康，少不了子宮內菌叢的幫忙

與陰道狀態息息相關的第三個關鍵字，是正常菌群（Normal Flora，亦稱作微生物群）。

一提到菌，大多數人會聯想到討厭的黴菌，但人類要與細菌共生才能活下去。甚至可以說，維護我們人類健康的，正是這種稱作正常菌群的細菌。

所謂**正常菌群**，即為**普遍存在於人體中的微生物**。例如，乳酸菌、益生菌及大腸桿菌皆屬於正常菌群，這些菌種通常會固定存在於腸道和皮膚等身體各處，負責消化食物、抵禦外來細菌或預防病毒感染。

當然，陰道也會有正常菌群棲息，透過維持陰道內的正常菌群平衡，得以達

成阻擋雜菌和病原菌等入侵。

不僅如此，**維護陰道的正常菌群平衡，也有助於改善子宮的狀態**。

過去的說法是子宮內是無菌狀態，不過大約從二〇一二年開始，確認子宮內存在著關係到受孕、著床，名為「子宮內菌叢」的正常菌群。

萬一子宮發生細菌感染，有很高的機率必須住院、施打抗生素點滴。

我之前一直有一個疑問：為什麼就算感染了披衣菌性病（第四章會說明），也會在毫無症狀的情況下，繼續在腹部引起發炎、沾黏等現象？比起無症狀，有明顯症狀，之後治療起來會更順利。

現在想想，或許是因為**正常菌群很努力在抑制症狀**的關係，讓我忍不住佩服正常菌群的運作。

8 每天都要注意白帶和排便狀況

先把「子宮變得很難發炎，對身體來說，是好是壞」放一邊，到底子宮內菌叢是經由什麼管道入住到子宮內？

根據某個資料顯示，子宮內菌叢能反映陰道中的正常菌群是否平衡。由於跟子宮相連結的器官只有陰道，所以，陰道的狀態也足以反映子宮的狀態。

換句話說，只要**調養好陰道**，**就有助於調養好子宮**。

更甚者，陰道的微生物群也和腸道的微生物群有所連動，所以解決便祕和腹瀉，也有助於調養子宮。

雖說微生物群都棲息在皮膚、口腔或陰道等身體各處，但其實有七〇%集中在腸道內。

因為微生物能防止外來細菌侵入和病毒感染，所以，腸內細菌的活動下降，自然也代表免疫系統下降。此外，因血液在腸道內製造，血液中包含免疫細胞，由此來看，腸道的狀態會牽連到全身的免疫系統。

如果腸道內的微生物群的作用下降，也會讓陰道內的微生物群作用下降，子宮內菌叢的機能也會因此衰弱。

附帶一提，腸道的微生物群的作用下降，也會降低腸道本身的作用，所以我不太建議隨意服用抗生素，因為這會連帶消除必要的微生物群。若遇上必須服用抗生素的狀況，在恢復微生物群之前，為了讓腸胃獲得休養，我認為選擇有助於消化的餐點會比較好。

想了解子宮狀態的最好方法，就是觀察月經，但是這種機會一個月只有一次。不過，陰道或腸道的狀態，每天都能透過白帶和排便狀況來確認，所以可以藉此來邊觀察邊調整，最終也能幫助子宮獲得改善。

至於怎麼做才能調養微生物群和白帶的狀態，其實就是**為陰道袪寒，讓其運**

作順暢才是最好的做法。

為此，我認為有必要透過陰道訓練和骨盆伸展操，來增加整個骨盆的血流量。畢竟，不可能只有子宮狀態良好，陰道卻沒調養好。當妳調養好陰道、子宮內菌叢，從子宮肌肉到內膜組織都能充分運作，就不再因經痛或經血過量所苦。

此外，女性懷孕時，血液中的養分、氧氣、水分以及免疫細胞等，也會影響到胎兒的免疫力與生命力。因此，女性若能在懷孕前開始調養陰道、增加骨盆內血流量，就能讓胎兒好好的成長。畢竟懷孕之後能做的事情很有限，所以最好在懷孕前，就先增加骨盆內流動的血液量。

是否調養好陰道，足以影響妳的未來。

善待、調養陰道，也有助於調養子宮。所以，我希望各位女性都能好好保養陰道。

9 年輕的妳，竟然有個老陰道

有關陰道狀態的第四個重要關鍵字，是萎縮。

陰道若不使用就會萎縮。此外，隨著年齡增長，會因為雌激素減少而使得陰道周圍的組織變硬，自然會萎縮、僵硬。

有鑑於此，若不做任何照護，肌肉會逐漸單薄、組織衰弱下垂、伸縮力也變差。當陰道入口本身僵硬萎縮，不做橫向和縱向伸展的話，之後若接受陰莖插入時，會非常痛。

然而，卻有女性誤以為這代表「陰道緊實、狀態良好」，事實上，這只是陰道入口萎縮僵化而已。由於陰道會因僵硬而乾澀，請務必小心。

此外，當雌激素減少，陰道的新陳代謝也會遲緩，陰道本來有如果凍般的黏膜皺褶將消失，表面也變得光滑平整。

所謂萎縮，表示細胞會一個個的變小、變硬、分泌物減少、組織因僵化而難以伸展，因此**性交時感到疼痛**。

關於性交痛相關的煩惱，從十幾歲到八十幾歲都有，我也接受過各個年齡層的女性為此前來諮商。正因為性愛是和重要的人共享的重要溝通方式，所以打造出不論幾歲都能享受的身體，更顯得重要。

附帶一提，**習慣服用避孕藥的人出現性交痛的比例偏高**。這是因為避孕藥會將體內的雌激素濃度抑制到最低，長期服用下來，無關年齡大小，陰道本身都會萎縮。這種情況下，若不刻意照護血流、殷勤的保溼外陰部，陰道和外陰部都會進一步僵硬。

有些女性為了避孕或治療子宮內膜異位症，而長期服用避孕藥。很多案例中，女方會以「伴侶技巧太差，才比之前更痛」，把性交痛歸咎到對方身上，但問題可能是服用避孕藥，導致陰道僵化、失去彈性所致。

特別是，如果有很長一段時間沒有性生活，便很難發現自己的身體出現哪些改變。無論如何，長期服用避孕藥一定會讓身體產生變化。

假設妳在服藥期間更換對象，雖然對象的陰莖大小不同、做法不一樣、硬度和角度因不同日子而有所變化，會讓女方有不同感受。但如果妳將疼痛或者是不舒服等狀況統統怪到伴侶身上，對方也很無辜，女方必須照顧好陰道，才能靈活以對。

與妳結合的伴侶，對妳來說應該很重要。但如果妳選擇「因為喜歡，所以忍耐」，其實也很不尊重對方。

當然，向對方表達：「很痛」、「不是那裡」、「希望你這麼做……」也很重要，不過妳應該每天為了自己跟重要的人，做能力範圍所及的事情——只要先做好自我照護，機能上的問題，不論是誰都能游刃有餘的解決。

我在第五章介紹的陰道訓練（主要著重於收緊的技巧）和陰道按摩（陰道恢復柔軟），若能做成一套訓練並執行，可以讓陰道增加彈力、更趨豐軟。

10 白帶變化，怎麼觀察？

妳有觀察過自己的白帶嗎？

接下來，我會簡單說明，什麼是正常狀況下的白帶。

●生理期結束到排卵前

生理期結束後的二至三天之間，為了整頓月經期間被破壞的陰道細菌平衡，白帶的分泌量會稍微多一點。就算比之前多，除非妳有潔癖，否則白帶的量不會多到要用護墊。

●排卵期

這時會出現如同蛋白般濃稠、具伸展性的白帶。延展性越好的白帶越健康。其作用是中和女方陰道內的酸性白帶和男方的鹼性精液，盡可能將更多的精子送往子宮。

如果白帶大量流出，很容易弄髒內褲，量可能會多到需要墊護墊。

●排卵後到生理期開始

沾在內褲上的白帶量若有似無。月經開始前一週左右，陰道會增加微生物群來處理雜菌，白帶偏酸性，所以會散發出微酸味，但分量不至於多到要用護墊。

如同上述，白帶會隨著月經週期而變化。

因此，**了解自己的白帶，能幫助妳藉由掌握生理週期，來預防疾病發生**。一般來說，如果陰道調養得當，只要在生理期前後和排卵期間留意白帶狀況即可。

「白帶的量多到令人在意」本身就是個問題，但為避免白帶沾到褲子而使用護墊，可能會因為悶熱，陷入白帶增多的惡性循環中。

舉例來說，當季節開始變熱，有些人光是穿上光滑可愛的內褲，白帶就會因悶熱而增多。因為白帶變多，於是用了護墊。

結果，皮膚受到護墊及酸性白帶的刺激，而發癢潰爛（按：護墊成分通常以纖維為主，當女性外陰黏膜長期接觸纖維衛生護墊，容易受到刺激。且為防滲漏，護墊背部是防水防滲材質，不透氣）。

老實說，因為雜菌過度增加，使微生物群來不及處理，導致陰道內部酸到發癢，並非正常現象。進一步來說，當妳的外陰部皮膚發炎，妳伴侶的皮膚也可能會因為沾上這些雜菌和白帶，而跟著發炎。

這種情況下，若完事後馬上淋浴沖洗，倒不會有什麼問題，但若性愛後，仍沉浸在餘韻中的話，平日是否有調養好白帶的狀態就很重要了。

除此之外，懷孕期間也可能因為白帶導致發炎，而面臨迫切性流產，所以若沒有充分了解白帶並好好照料，很容易引發不孕，甚至流產。

受到影響不只是妳自己，連妳的伴侶和嬰孩都會被牽連，所以必須做好自我照護，以維持陰道內環境。

對於掌握身體狀態來說，白帶是一種重要分泌物，它能幫助我們判斷。**完全沒有白帶流出並非好事，但過多也不好**。而且氣味和顏色也會根據生理週期而不同，如果不了解白帶在正常狀況下的分泌量、氣味和顏色的話，便難以察覺是否有異常狀況出現。

因此，務必確實掌握自己的白帶分泌狀態。

11 不用因為跟別人長得不一樣而受傷

接下來要來談談外觀。

妳曾仔細觀察過自己的外陰部——陰道的入口嗎？或許有人會想：「我怎麼可能看過那種地方！」然而，若這裡只有性愛對象看得到，妳自己卻一無所知，反過來想不是挺可怕的嗎？

有鑑於此，為了展現給妳重要的人看，我覺得妳不妨使用小手鏡，來了解自己的外陰部究竟處於什麼狀態。

有個女生曾因煩惱「自己外陰部是否很奇怪」而來看診。當我詢問為什麼會有這種煩惱時，她表示：「男朋友說這裡的形狀好奇怪。」

每次聽到這種話，我都會很憤慨的想：「從過去到現在，你到底看過多少人的外陰部，才敢說這種話啊？」「明明什麼都不懂，就不要亂說話！」

陰道連同外陰部，一旦脫離包尿布階段後，基本上不管是自己或他人，這裡都不再是能輕易示人的部位了。

因為這裡是唯一能展現給喜歡的人看的部分。所以會產生不安，如「難道我那裡不正常嗎？」也是情有可原。

我看過的外陰部比一般男性多很多，所以在這一方面，我能很有自信的說，**每個人的外陰部本來就跟別人不一樣**，從形狀、大小到顏色，統統都不同。

換言之，這裡本來就不能與他人相比。正因沒有任何人的形狀是一模一樣的，以至於出現一種說法：「光看外陰部，就能判斷是誰」。

每個人都有各自的喜好和理想，但這不表示妳跟別人不一樣就是錯的。外陰部也是。

此外，如同懷孕期間，雌激素、黃體素，以及皮質類固醇等女性荷爾蒙會急速增加而激發黑色素，使黑斑、乳頭的顏色變暗沉，外陰部顏色暗沉，也和荷爾蒙的分泌有關。

一般來說，皮膚在產後應會回復到產前的狀態，但如果產後沒有做好照護，也可能回不到產前狀態，而留下黑斑。

不過請放心，這種黑斑只會在外陰部出現，不會與陰道內的顏色一樣。

正因為這是個不能輕易給人看的地方，就算對方可能有無謂的理想或期待，妳也完全不必因為跟別人不同而受傷。

12 穿全蕾絲四角褲，性感又健康

有些女性為了展現女人味，而挑選質地光滑的尼龍內褲。不過尼龍質料的透氣度很差，很容易因為悶溼而滋生雜菌，進而增加白帶的分泌量。

有些女性會在光滑的尼龍內褲上黏上護墊，再穿上絲襪、褲襪。老實說，這麼做會讓妳的胯下密不透風。

悶溼狀態容易讓陰道繁殖黴菌和雜菌、白帶增加，不僅會引發異味，而越悶溼也越容易受寒。

另外，乍看之下很性感的三角褲，不只會因為覆蓋面積少而輕易受寒，要是尺寸不合，也會壓迫鼠蹊部導致血流阻塞，成為降低血流量的原因。此外，也會因為與外陰部的皮膚不斷摩擦，成為生成黑斑。

若問什麼樣的內褲能預防下半身受寒的話，我會推薦棉製四角（運動）內褲或全蕾絲四角內褲。

四角內褲的好處，不僅在於面積大到足以包覆整個下半身，鼠蹊部也不會有鬆緊帶造成的壓迫。材質則以不會悶溼的棉質最好。然而，若穿上緊緻合身的長褲時，很容易看出內褲的形狀，在這種情況下，最好的選擇是**全蕾絲型四角褲**。**全蕾絲不只透氣性佳，看起來也很可愛**。

另一方面，從不勒緊身體這點來考量的話，還有兜檔型內褲或丁字褲等選擇，但也有人會因為綁帶摩擦或透氣性太好而受寒。對於這樣的人，我還是推薦四角型內褲。

至於擔心白帶的人，為了避免悶溼，可以用布衛生棉來取代護墊。

話雖如此，聽到這般建議後，還是會有人說：「跟男朋友上床時，三角褲還是比四角褲性感。」若是這樣，不妨考慮平日穿棉質四角褲，可能發生什麼事情時再換穿三角褲。

妳可以隨身攜帶三角褲，必要時再換穿即可。附帶一提，全蕾絲四角褲可直接當作情趣內褲使用，所以不需要另外替換。

都說到這種程度了，偶爾還是會有人反駁：「萬一發生得很突然怎麼辦？」我想，就算是臨時起意突然來見面，只要妳有隨身攜帶應該不成問題。而且若已事先約定見面，出發前最後一刻再替換就可以了。

正因為是天天穿在身上的內褲，所以時時都要為了保護好陰道、避免下半身著涼。

13 找回青春的胯下保溼保養

妳有做胯下照護嗎？

或許有不少人願意為了臉部花錢做保養，但會去做胯下保養的人有多少呢？我想可能不太多吧。

所謂的胯下，指的是陰毛生長的VIO部位（按：V線＝陰腹位置（三角地帶）；I線＝陰脣兩側（私密處）；O線＝肛門周圍的體毛），而外陰部屬於I線。

我前面有提到，由於胯下、臉部和身體都是在同一塊皮膚上，若不做保養，必然會變得下垂、暗沉。

因為沒有觀察和觸摸，所以沒有察覺自己的陰道是否出現這些問題。但其實這裡**會隨著年齡增加而乾燥、產生皺紋**。

論起該怎麼保養，首先最重要的就是保溼照護。

儘管市面上有販售胯下專用肥皂等商品，但過度清洗也不好，基本上用熱水清洗就夠了。

當妳泡完澡後，要盡快進行保溼。

我建議可將妳平常擦臉或身體的化妝水或乳液，直接用於外陰部上。

雖然為了胯下另外找新的保溼乳液來用也沒問題，但若因為塗上沒用過的東西，導致皮膚發炎，就得不償失了。

胯下本來就跟身體和臉部在同一層皮膚，所以就用臉部或身體平常慣用的化妝水或乳液，就不會有什麼問題。剛開始就用手上擦臉或身體多出來的量，來為胯下做保溼吧。

由於很多人早上沒時間，所以只要晚上保溼就可以了。此外，自我照護中的會陰按摩和陰道訓練（見第五章），也能用來保養胯下。肌肉經過按摩後會更緊緻，會陰也會因為按摩而鍛鍊得更豐軟。

很多人不曾仔細看過自己的外陰部，因此難以知道前後差異，但有做過會陰按摩或陰道訓練的人來做婦科生殖器檢查時，我都能很明顯感覺到有做或沒做的前後差異。

其中，有些人會請伴侶幫忙確認自己的狀態，但若伴侶表示「又鬆又垂」，想必聽了會很生氣，也難以找回自信。

如果無論對方怎麼說，妳都能夠接受的話，找伴侶確認也沒關係。不過，若妳沒有自信能承受這些話語，那就用手鏡來確認。

14 陰部除毛後要注意保溼

最近以年輕人為中心，很流行做私密處除毛。

儘管要不要除毛是個人的選擇自由，而且就醫療從業者的立場來看，治療時沒有陰毛的話，處理起來確實會更輕鬆。

事實上沒有陰毛，對我來說也有一些好處，例如：可能感覺比較舒服；更喜歡自己；比較不用介意因悶溼而引起白帶增加或有異味，或是粉刺般的痘痘減少了等。

也有人可能是因為伴侶喜歡，或為了工作上的方便而除毛。

不過，我要特別強調一點：以照護外陰部來說，或許有人覺得除掉陰毛，能讓外觀整體變得更好看，但實際上有很多是有毛才能善盡保護的事情。例如：

- 保護皮膚免於刺激和摩擦。
- 不讓外陰部的顏色過於顯眼。
- 避免外陰部的皮膚乾燥。
- 避免外陰部和陰道受寒。

陰毛乍看之下很沒用處，但陰毛既然好好的長在那裡，就是有存在的意義。外陰部的飽滿度，則需要豐富的血液來維持。

血液透過陰道和外陰部的微血管輸送到外陰部，而陰毛持續生長，這意味著有血液不斷的被送到毛根部。

因為有毛，所以能緩和皮膚表面的水分蒸發、**防止皮膚乾燥**。

此外，光是有陰毛，就能藉由自發且持續性的供給血液到毛根部，來預防陰部受寒。而輸送血液的同時，也能順便補充水分，得以滋潤陰部。

倘若做了永久性除毛，代表陰毛根部將不再運作。換言之，失去持續輸送到毛根部的血液了。

永久性除毛的方法有很多種，若選擇雷射除毛，毛根會因為雷射而徹底燒斷。由於其狀況像是輕微燒傷，毛根部周圍的水分自然會減少。

當毛根部被雷射清除後，等於失去防止水分蒸發的屏障，所以不只皮膚變乾燥，也容易導致細胞萎縮，成為發癢的原因。

如同臉部皮膚會因為乾燥下垂一樣，當外陰部左右兩側的皮膚開始由上而下呈U字形下垂時，就是組織漸漸乾燥的證明。

另一方面，血流量減少，等於供給的氧氣、水分和養分也會隨之減少。欠缺氧氣供給，細胞會萎縮；缺乏水分供給，不僅會肌膚乾燥，愛液（陰道潤滑液）量也會受到影響。

一旦養分減少也會降低新陳代謝。

更甚者，除毛後，細胞輸送的血液量減少，也會使該部位的溫度下降，也就是受寒。

從上述觀點來看，我認為保留陰毛比較好，但若妳早已除毛了，我希望妳越快做照護越好，而且**做的保養必須比有毛時多更多**。

除毛本身沒有不好，但是放著不管，不做任何保養才有問題。

15 治不孕症，從陰道訓練開始

本書介紹的陰道訓練是最具代表性的自我照護法，且對各種陰道和子宮的問題都很有效。

其實在法國，女性在產後六個月內，為了預防子宮脫垂（第四章介紹）而做的陰道訓練，是適用於保險範圍內。而且這項制度中，還有助產士和物理治療師從旁悉心指導。

反觀日本醫院，不會積極、親自指導婦女做陰道訓練或骨盆底筋訓練。即使病患已出現子宮脫垂、甚至漏尿等自覺症狀了，院方頂多只會給一本說明手冊，請患者自己回家上網查。

在日本，婦女若想接受預防子宮脫垂或漏尿等指導，就得自掏腰包，因為這項作為被認定為預防，而非治療。

因此，在沒有自覺症狀的情況下，很少人願意花大錢去學陰道訓練，這點也是不爭的事實。

法國以「愛情國度」（Etats d'Amour）聞名。

我曾前往法國，向一位當地的助產士了解法國的分娩和不孕症治療等相關事情。過程中，得知法國人認為性愛是一種極為重要的與伴侶溝通的方式。

法國人發覺遲遲無法受孕時，會同時治療不孕症與重新審視性生活。

事實上，法國書店陳列了許多關於無性生活和性愛的書籍，法國人很少為了治療不孕症而放棄性生活。正因為很重視兩人都能一直享受魚水之歡，所以才會積極預防有礙性交的子宮脫垂症狀。

法國的保險內容之所以納入調養陰道和子宮，正是因為他們很清楚維護女性的健康，對於維持伴侶之間的情趣而言，有多麼重要。

近來有人會利用雷射等儀器來豐軟陰道，或進行加強緊緻程度的手術，但即使藉由儀器暫時豐軟了陰道，若根本的基礎沒調整好，也會很快回復原狀。

反之，如果有先以基礎的陰道訓練來鍛鍊肌肉，即使沒用這種儀器，也能長久的維持豐軟或緊緻的效果。

自己的陰道，由自己守護。

有很多人因為眼下沒什麼特別煩惱的症狀，或做了訓練沒即時看到成效，而放棄繼續照護陰道。

然而，若什麼都不做，陰道會在不知不覺間變鬆，而能阻止這件事的，只有妳自己。

所以妳該為了自己，儘早做自我照護。

女醫生的私密門診

- 好陰道＝血流好的陰道。靠調整陰道能提升內在美。
- 了解陰道狀態的關鍵詞：受寒、鬆弛、微生物群以及萎縮。
- 子宮、腸胃和骨盆，三者均與陰道關係密切。
- 挑選內褲、陰部除毛、胯下保養，都要花心思照護。
- 一旦提升陰道與子宮狀況，不只生理期舒適，也更能享受性愛。

第二章

女人最重要但又最恨的朋友

1 月經，什麼樣的量才是正常？

「月經是什麼？」妳能馬上回答這個問題嗎？

人們對於月經的認識和標準的出處，不外乎來自家人、母親、姊妹、朋友、健康教育課堂上、雜誌，甚至都市傳說⋯⋯。

老實說，**連醫生在內，關於月經的真面目似乎鮮為人知**。更別說男性醫生了，即便知道教科書上刊載的出血量正常數值是多少，但畢竟他們沒有每個月都會出血的身體，所以在體感上恐怕無法理解，什麼樣的量才是女性認為的「正常」。

有人問：「因為妳是女性也是醫生，所以很清楚嗎？」倒也未必。畢竟，不論是關係多麼密切的朋友、親子或者是姊妹，也不會互相展示：「我今天流了這麼多血。」

所以事實上，沒有多少人知道自己的出血量正不正常，也不清楚其他人的量是多少，究竟怎樣才能算得上普通。

根據教科書說明，每個月一次的正常經血量，合計約為二十公克至一百四十公克、期間約為三天至七天。若以比較容易理解的方式來說的話，體感上正常的生理期出血量，連一個二五〇毫升咖啡罐都裝不滿。

這樣看下來，女性的經血量，出乎意料的少。

月經週期以間隔二十五天至三十八天為正常值。如果提早排卵，會縮短週期；延遲排卵，則會拉長週期。也就是說，月經週期會隨著排卵有無，以及排卵週期而變化。

首先藉由觀察自己的經血量和月經週期，來了解子宮狀態。

每個月造訪一次的月經，等同於身體的晴雨表。所以，先釐清自己的子宮和陰道目前處於什麼樣的狀態，才能知道該安排哪些調養方案會比較好。

2 有這七種狀況就該注意

月經無法和他人比較，但有很多人因為不清楚自己的月經，究竟是正常或異常，於是乾脆置之不理。我整理了幾種狀況，所以若妳符合下列描述，就屬於異常狀態：

1. 白天也用夜用衛生棉。
2. 夜晚不用尿布型衛生棉，就很容易外漏。
3. 月經第二天，若不每一、兩小時替換一次夜用衛生棉（或日用量多型衛生棉），就會感到不安。

4. 生理期間，有排出過直徑超過五公分的血塊。
5. 月經從開始到結束，只用一般護墊就夠了。
6. 生理期一天就結束了。
7. 生理期長達兩週，或者會持續少量出血到下次經期開始。

特別是符合第一項至第四項的人，請確認自己是否罹患子宮肌瘤或子宮內膜異位症。

就算看診結果是沒有罹患婦女病，想必不少人有前四項狀況。這種情況下，即便沒有明顯的病症，光是從子宮和身體狀態來看的話，也絕非完全沒事。以我這個「月經研究狂」的立場來說，假如妳的子宮或月經沒有問題，根本不需要用上夜用型衛生棉。

另一方面，有第五或六項狀況的人，則有經血量過少的問題。那可能不是「月經」出血，而是「不正常」出血。

包含最後一項在內的不正常出血，我會在後文詳細說明，但最常見的原因跟荷爾蒙失衡有關。

不過，若出血狀況明顯與月經無關，並且有持續性少量不正常出血，則有可能是子宮頸癌或子宮體癌，所以出現第五至七項的情況時，請先到醫院檢查是否有罹癌的可能性。

附帶一提，沒有性行為的人無須接受子宮頸癌的相關檢查。畢竟子宮頸癌的成因，和因性行為而感染人類乳突病毒（HPV）有關，所以沒有性行為的人不做這種檢查也沒關係（按：即使沒有性經驗、停經、過無性生活，也有可能因外部生殖器接觸帶有HPV物品或環境，而造成感染。所以在臺灣仍建議定期做子宮頸抹片檢查）。

妳或許會擔心自己的月經是否不正常，但沒有任何人的月經是完全一樣的。妳要比較的對象不是別人，終究要以妳自己每個月的月經為準。

「跟上個月比起來如何？」、「跟以前相較的話……」，只有妳才了解自己每個月的生理狀況，如果妳自己都搞不清楚的話，也沒辦法好好的對醫生說明。

唯有妳才會知道自己的出血量、疼痛程度、類型、部位。別理所當然的以為大家都有跟妳一樣的症狀，所以就算沒有特別說出口，醫生也明白。完全沒有這回事。

除非妳有在其他醫院做的檢查資料，或是持有轉介的介紹信，醫生才有可能享有患者的相關訊息。倘若沒有介紹信又無法自行說明相關的檢查結果，醫生很難針對症狀徹底查明原因。

月經是展現妳過去一個月如何生活的結果。

妳的出血量或疼痛程度，會因為妳所吃的食物、睡眠、休息、受寒與否以及情緒而變化。

妳的身體，永遠都會釋放出明確的信號。

所以，首先從認識自己的月經開始，每個月好好面對經血流量和疼痛，這點對改善症狀來說非常重要。忙碌，不足以成為妳忽視月經的理由。

我認為不善加利用女性獨有的自我面對工具——月經、子宮和陰道，等同於不肯正視自己的身體。

3 比幫女兒買衛生棉更重要的事

前面提過人們大多是從什麼管道來認識月經，但老實說，能好好教導這件事的，唯有母親。

雖然學校會在健康教育課提到月經的機制，卻不會告訴妳：「經痛絕非理所當然」、「夜間不側漏才是正常的」。

關於這點，恐怕連負責教課的老師，也不曉得什麼才是正確答案。

此外，女性初經到訪的年齡幅度為十歲到十八歲，差距相當大。儘管學校會在課堂上說明月經相關事項，但已有月經的孩子跟尚未迎來初經的孩子，兩者的學習熱誠也會不同。也有一種狀況是，有人想知道更多內容，但相關課程早已結束了。

上述情況導致學校老師很難關照所有人。

因此，我認為母親最好具備有關月經的完整知識，趁女兒的初潮開始時，確實告訴她何謂排卵、避孕和月經等相關事情，而不是幫女兒買衛生棉和止痛藥，就結束了。

比方說「什麼樣的狀態必須去醫院」、「何謂正常的出血量」、「不痛才是正常的」。此外，也要告訴女兒，為了將來懷孕以及不讓她無意間受到傷害等相關知識。沒有做好這些教育，之後卻催問：「什麼時候才能抱孫子？」在我看來簡直是本末倒置。

母親的立場本來是要教導女兒月經的重要性。若聽到女兒表示：「我的出血量太多……。」母親只買個衛生棉，然後說：「這裡有夜用型的，因為睡覺時本來就會外漏。」我認為太糟蹋女孩子了。

我相信，很多母親聽到女兒喊「肚子好痛！」時，也只會拿出止痛藥說：「媽媽也為了止痛而吃這個藥。」

如果身為母親的認知只有這種程度的話，卻冀望世界上所有人都對月經有所認識，可說是痴心妄想。

不過話說回來，就連醫療從業人員中，也有許多人因不清楚何謂正常經量，而靠止痛藥繼續工作。所以我覺得無論哪種職業、性別或年齡，都應該改變對月經的認知。

4 經血過量，絕對不能放著不管

我很明白的說，流量超乎正常的月經量，非常傷身體。細胞每天都在努力維護我們的身體，不論今天過得多疲倦，也會讓妳隔天能繼續活動身體、讓傷口癒合、製造身體不可或缺的血液並使之在體內循環。四〇〇毫升的血液，大約要花三個月才能製造出來。然而，經量過多的人只用幾天時間，就輕易的流失這些血液了。

打個比方，妳花好幾個小時用心的為所愛的人做一頓飯，但對方卻說：「我今天吃飽了，所以不吃了。」然後順手扔掉。想必妳會認為對方很過分，自己的努力都白費了。

其實，大量流失血液，進而剝奪體溫和這點是一樣的道理。

如同前述，人類透過血液來保持體溫。而大量失血，就是造成女性受寒的最大要因。如果妳無法補充與失血等量甚至更多的血液，身體只會越來越冷。不論妳如何外部保暖身體，暖度都遠遠不及無須額外取暖的身體。

所以最重要的，是優先從減少經血量開始改變。

血液包含所有的養分、氧氣和水分。

有人為了補充失去的養分，而飲用高價補品。可是，就算花大錢吃補品，血液在好好傳送養分到各細胞前就被排掉的話，就和白做工沒什麼兩樣。

過去，有位來參加講座的學員提問：「我有一位朋友因為經血過量去婦科看診，結果醫生說：『經血很多，代表子宮內膜夠厚、有彈性，不用擔心。』這是真的嗎？」

我聽了大吃一驚，因為完全不是這麼一回事。

若妳的子宮溫暖、子宮內膜很有彈性，子宮肌肉和內膜的交界，會乾脆的剝落，會在出血量最少的情況下結束；反之，受寒又僵化的子宮，會因為缺氧無法順利作用，導致子宮內膜剝落時，受到很大的阻力，加深傷口，使出血量變多。

子宮為了止血，會加強收縮力道，收縮次數也隨之增加，進而造成月經過量。追根究柢，子宮出血量過大還比較奇怪。

正常的子宮大小其實跟大顆雞蛋差不多，即便是有懷孕、生產經驗的人，子宮大小也不會比自己的拳頭大上多少。

所以，如果出血量多到要用夜用型衛生棉，而且每隔一至兩小時，就要換一次衛生棉，否則會外漏，可說令人匪夷所思。就連分娩時，在毫無困難的順產的情況下，平均出血量頂多在三〇〇毫升左右；甚至有些人還不到一〇〇毫升。

然而，經血過多的人在生理期第二天，光是從坐著狀態起身，瞬間出血量就可能高達一〇〇毫升左右。

換言之，明明沒有懷孕，卻像每個月都要歷經一次生產一樣。

經血過量，絕對不能放著不管，要盡快想辦法減緩這種狀況。

5 經常吃止痛藥，會讓身體更寒

前面說過「因為受寒，才會導致經血過多」，也有提到「因為經血過量，才會受寒」，兩者相乘根本是惡性循環。

所謂經血過多，代表子宮內膜組織從子宮肌層剝落時，造成很深的傷口，而大量出血。因月經流失的血量，會讓身體陷入脫水狀態進而變冷。若不想辦法將每次流失的量補回來，體液量也會逐月減少。

體液持續損失，就是慢性脫水與慢性受寒的原因。

失去的水分，只要多攝取便能補充，但失去的血液，則需要一定時間才能補回來。倘若補充速度太慢，身體就會越來越寒冷。

當然，為了不讓身體受寒，時時留意從外部保暖好身體、吃熱食也很重要，但若要徹底根除體內寒氣，不從減少失血量著手，便難以解決。

皮膚乾燥和慢性受寒不斷惡化的原因，和年齡增長無關，而是由這種日積月累的損失所造成。

我相信有些因經血過多而受經痛所擾的人，會服用止痛藥。當然，若是因為難忍疼痛而吃藥，並沒有什麼關係。甚至「平常吃止痛藥很有效，但今天沒效」，也是掌握身體和子宮狀態的重要指標，所以我不會說服用止痛藥是錯的。

只不過，止痛藥除了止痛效果之外，也能退燒解熱。如果妳剛好發燒又頭痛的話，就是一石二鳥；若沒發燒、為了止痛而吃止痛藥，其實會讓體溫默默的暫時下降。

就算只是暫時性的，也等同於讓身體受寒了。

然而，人們在沒有發燒的情況下，就算體溫下降，也很難發覺自己受寒了。因此，服用止痛藥時，重要的是，要以身體會發涼為前提，全力做好外部保暖，盡量吃溫熱食物等。

看到這裡，想必有些人會這麼解讀：「止痛藥果然很糟糕。」因此，寧願忍受疼痛。可是，當妳在疼痛當下，身體會出力，肌肉會過度緊張、收縮，所以就算忍耐不吃止痛藥，身體也會因為妳太過用力，導致血流狀況不佳，最終還是讓身體受寒了。

如果妳為了止痛而吃藥，就得努力不讓身體繼續冷下去。讓身體變得不再需要止痛藥是當務之急，但如果目前還做不到，就沒必要過度忍耐。

其實，也有不具退燒功能的止痛藥，所以不妨向熟悉的醫生索取處方箋。即便妳想直接購買非處方藥物，也請跟醫生或藥劑師商量後再決定。

另外，依據止痛藥的種類，有些會引發排卵障礙。若妳不是因經痛，而是為了慢性腰痛或頭痛等因素，所以定期服用止痛藥，那麼，用藥時就得多加注意。

首先，從設法遠離經痛、排卵痛、頭痛或腰痛等做起，畢竟，打造沒有疼痛的身體，對女性而言，是非常重要的。

6 七〇%的女性有經前症候群

根據數據顯示有月經的女性當中，高達七〇%經歷過經前症候群——月經開始前一至兩週，發生的身體不適。每個人的症狀都不盡相同，但主要有浮腫、食慾大增、寒顫、下腹痛、便祕、煩躁、胸悶等症狀。

至於為什麼會產生經前症候群，這個就跟月經前會分泌的女性荷爾蒙——黃體素（按：是一種內源性類固醇和孕激素性激素，也是在體內的主要孕激素，由卵巢分泌）有關。

這種荷爾蒙以維持子宮內膜、乳腺發育、提高基礎體溫等作用而出名，但它還有另一項作用：藉由累積各種物質，來為經期的出血做準備。

為了最低限度的抑制因經血過多而流失的紅血球和血紅素，黃體素會透過在體內儲存水分，來稀釋血液，藉此為大量出血做好準備並確保養分充足。畢竟，出血量越多，會導致身體浮腫和食慾不佳。

此外，生理期開始前，會有大量血液集中到子宮為月經做準備，所以子宮會暫時變大一點並引發下腹痛，造成腸道運作不順而出現便祕。

而頭痛，可能是生理期前體內蓄積過多水分，使得頭皮腫脹而引起；也可能跟經血過多，導致大量血液流失期間或之後，迅速產生的脫水狀態有關。

胸悶和肩膀僵硬，也是因為血液集中到子宮，容易造成阻塞、血流不佳而引發的症狀。

一旦血液都集中到子宮，使全身循環的血液暫時減少的話，血流下降了多少，體溫就會跟著下降，因而更常讓人感到渾身發寒。

另一方面，很多人的經前症候群是表現在煩躁、失落等情緒方面，而這點若從東洋醫學（按：漢方醫學和針灸治療的統稱，起源於漢民族的傳統醫學，相當於臺灣說的中醫。不過日本的東洋醫學有一些獨有的發展，在理論與技術的比較上，略與起源地有所不同）的角度來看會更容易理解。

東洋醫學中，很重視構成身體的三大要素：

- 氣：生命的原動力，如活動能量、情感能量、氧氣、二氧化碳、氣體等。
- 血：血液和其包含的營養素和成分（血紅素或荷爾蒙等）。
- 水：淋巴液、汗水、尿液等體液（水分、代謝物等）。

這三項為三位一體，永遠互相連動，所以若血液集中到子宮的話，氣自然也會聚集過去。

如同前述，儘管集中到子宮的血液，是身體在經期前所做的準備，但推動血液的能量中，氣——情感能量也因而一下子跑到子宮內。

所以一個月內分散在身體各處流動的氣，以及之前累積起來的心情，會一口氣大爆發。如果沒在月經前，把累積的情緒發洩出來，那麼，便會透過血液從子宮排泄出去，總之不發洩出來就不會好轉。

因此，**若不設法每天消除平時的煩躁或鬱悶，便難以改善經前症候群。**

許多月經前的不適，就來自黃體素為了失血預作準備而囤積許多物質，以及血液淤積在子宮，導致全身血液循環不佳等原因所引起。

7 生理不適的救世主：排便

若要從根本解決經前症候群，終究必須從減少、擺脫經血過多開始，而其關鍵就是排泄。

因為，從排便、排出體內代謝物到分泌荷爾蒙，不論哪一項都需要助力。事實上，在自律神經的副交感神經占上風——身體肌肉處於放鬆狀態時，排泄能力提升（按：交感神經能使肌肉變得緊繃、心跳加快、精神處於亢奮狀態，讓人充滿精神與活力，以應付外在的危難與壓力；副交感神經，則能讓肌肉放鬆、血管擴張，進而平定心神，讓身體處於放鬆狀態，幫助進入睡眠）。

大多女性都很不擅長讓肌肉放鬆。

一般來說，分泌荷爾蒙的黃金時間，約為晚上十點到凌晨兩點之間。

不過，就算在這段時間就寢，若出現血壓升高、體溫降低、磨牙、呼吸淺短或淺眠等狀況，就算在睡覺，也無法好好放鬆身體。

附帶一提，臀部、胸口或背部若長出粉刺，就表示排泄能力弱。這是因為沒透過大小便和汗水排出代謝物，於是代謝物不斷累積，進而從毛孔排泄出來。

若想提高排泄能力，首先要讓腸胃好好休息。一天二十四小時、一年三百六十五天，腸胃為了消化及吸收食物而不斷的運作。

若吃到讓腸胃有負擔，胃很難完全消化掉食物，腸道也無法好好吸收營養。一旦沒辦法在必要的時候吸收人體需要的營養，這些營養就會在體內囤積，以備不時之需，而不會排泄出來，這麼一來，人體內就沒空間吸收新食物。

如果無法吸收必要養分，身體會同時吸收好跟壞的物質，導致排泄力下滑。而且也無法製造新血，漸漸導致經痛和經血過多，甚至不孕。

因腸胃不適、月經問題和不孕症間會相互牽連。所以捨棄不需要物質的能力，比不斷吸收新物質更重要。排泄能力，正是幫女人打造出健康身體的基礎。

8 溫活，有說不完的好處

提高排泄力最好的方法之一，就是**溫活——讓身體變溫暖的活動**。溫活的方法很多，但我最推薦本書第五章介紹的自我照護法。只要跟著做，妳的身體就會變得暖呼呼。

我如此強調溫活的理由如下：

- 全身一暖，便能改善血流。
- 身體為了調節體溫會流汗，而流汗能提升排泄能力，排出代謝物。
- 腹部溫暖等於提升腸道機能，進而加強排泄（靠糞便排出代謝物）。

- 身體變暖，也會提升腎臟機能，提高排泄力（尿液排出代謝物）。
- 能消除身體浮腫。
- 由於提高排泄力，得以改善氣、血、水的流動。
- 能輕鬆面對生理期以及經前症候群。

簡單來說，溫活有說不完的好處。此外，若透過溫暖腹部和骨盆腔，來提升卵巢機能的話，很有可能進一步改善排卵障礙。這也是長年苦於經痛和經血過多的我，透過親身實驗證明的結果。

事實上，由於溫活能舒緩緊繃的身體，讓肌肉不再僵硬且更輕易調節荷爾蒙，透過溫暖身體，便能減少月經帶來的問題。

9 經期和哺乳期，要多補充水分

女性在月經來訪時都會出血，所以基本上難逃貧血和脫水症狀。以中醫的角度來看，會將血量不足和血質不佳，稱作血虛；血氣阻滯，則稱血滯、瘀血，但一般認為**只要有月經，就必定產生瘀血**。導致女性很難徹底根除體內的瘀血，所以，我們要把重點放在如何與之共處。

特別是經血過多的情況，由於血液內的血紅素一下子大量排出，所以抽血數據，也會明確顯示是貧血症狀。

順帶一提，驗血數據上標註貧血，與中醫所說的氣血不足、血虛，並不相同。就算數據上的血紅素數值顯示沒有異常，女性依然會面臨長期性的氣血不足、血虛。

如果從失去血液四〇〇毫升，最少要花三個月才能補回的角度來看，女性的血液供給量往往趕不上失去的量，這種狀況就是氣血不足，而且從恢復血液品質和血球功能的觀點來說，則為血虛。更甚者，由於女性每個月都會大量排出經血，會讓身體慢性脫水。

月經期間（三至七天）若出血量合計超過一五〇毫升，就屬於經血過多。甚至有人一天的出血量，就可能高達三〇〇毫升至五〇〇毫升。倘若體內沒有儲備等量的水分，或者沒有常常補充水分，身體每逢月經來訪時，就會處於脫水狀態。

除此之外，女性生產後，需要餵母乳。母乳又稱白色血液。女性在產後多少有貧血症狀，卻要每天擠母奶、餵奶，可說是處於持續「捐血」狀態（按：中醫認為母奶是母親的氣血轉換而成）。

假設，每一次餵奶要五〇毫升，每三小時要餵一次，算下來一天約餵八次，簡直跟每天要捐四〇〇毫升左右的血液一樣。

如果再加上分娩、生產前的慢性脫水症狀，分娩時的出血量，加上之後的餵奶量……血液流失非常多。這種狀態下，身體吃不消、奶水提早退光，即使停止餵奶一段時間，月經也沒恢復，還遲遲懷不了第二胎……就算有這些後遺症都不足為奇。

比喻來說，貧血就像細胞陷入飢餓狀態，因為紅血球跟血紅素的數量變少，導致血液無法順利運送氧氣、水和養分給細胞。當身體缺水，便讓細胞失去潤澤，各方面的功能會隨之低落。

再加上，因貧血導致血量減少，血流也會隨之受阻，既然溫暖的血液無法傳送給細胞，那麼自然會讓身體容易變冷。

血和水的能量枯竭，成為身體受寒的原因。

另一方面，為了治療不孕症，而長期使用荷爾蒙藥劑，會打亂身體自行分泌荷爾蒙的節奏，變成只能靠藥物來運作，這不但造成身體的壓力，也擾亂人的自律神經。

自律神經是維持生命不可或缺的機能，它專門負責調節呼吸、血液循環、體溫、消化、排泄、平衡荷爾蒙、免疫系統等。當自律神經受到擾亂，反覆之間會進一步導致荷爾蒙失衡、受寒和排泄力下降。

儘管治療不孕症很重要，但若不知道如何處理受寒，以及調節自律神經和平衡荷爾蒙的方法，結果只會讓自己更加難受，並陷入惡性循環中。

如果妳想懷孕、以母乳哺育嬰孩、與珍重的人開心過活，身為女性的妳，必須先主動去重整自己的身心。

10 女人三關卡：貧血、受寒、低血壓

雖然身體受寒，是讓女性無法展現內在美的重要原因，但我不會因此認為受寒等於壞事。

因為知道自己身體受寒，我們就能為了祛寒而努力。

不過，世界上多少存在一些想要受寒的女孩子。

受寒跟貧血、低血壓，屬於同一個類別，而有些人基於莫名其妙的偏見，認定女生要顯得虛弱嬌柔，才能得到男生的守護與喜愛。

我們先從醫學的觀點來看受寒跟貧血、低血壓：

●貧血

因為運送氧氣和養分的紅血球變少，連帶使送達每一個細胞的氧氣和養分減少，進而導致身體出現有氣無力、浮腫、皮膚乾燥脫皮等症狀。

另外，體內血量變少且紅血球不足的情況，就會使血液本身變冷，最終導致身體受寒。

●受寒

當循環全身的血液變冷，人的整個身體都會受寒，使細胞無法維持最容易活動的溫度，降低每一個細胞的潛能。結果，造成吸收、排泄、破壞、再生等功能品質降低。由於全身機能下降，容易出現疲倦、有氣無力、睡意、煩躁等症狀。

腹部一冷會馬上拉肚子的人之中，很多人本來就難以消化吸收食物、藥物和補品，因而很容易引發營養障礙症。腸胃和子宮受寒，也是引發經痛、經血過量和不孕症的原因之一。

●低血壓

地球因為重力的關係，由上往下流動很簡單，但反重力將血液由下往上送的力道微弱，所以送往全身（主要是上半身）的必要能量，往往延遲供給。

此外，明明運送血液的力道已經很弱了，卻為了解決嚴重受寒、難以受孕等狀況，而展開溫活，反而會讓血管擴張，容易導致血壓進一步下降。結果越努力溫活，越容易造成無力感、頭暈、目眩、頭痛、精神渙散等症狀惡化。

所以，因低血壓而受寒的人，第一步應該從增加血液開始做起。

我總覺得，若女性企圖藉由展現虛弱的樣子，來討好男性，讓他說：「真可愛，好想保護妳。」大概一輩子都別想活得健康、幸福了。

我從高中時期開始就有嚴重的經痛和經血過量，也會貧血。受寒狀況非常嚴重，血壓總是很低。這種狀況，讓我深感自己「不想再這樣下去了！」，因而開始嘗試了許多自我照護的方法。之後，我幾乎消除過去總是一早渾身無力、倦怠和疲勞的煩惱了。

正因為我以前有這三個問題，所以十分清楚，這種狀況持續下去，會帶來多少害處、自己會有多難受。

符合上述三個條件的人，若忽視這些狀況不管，不論外表修飾得多完善，體內卻是醜女，怎樣都比不上由內而外散發自然美的人。也就是說，沒有什麼能比得過健康。不論妳如何粉飾外表，如果無法好好活動身體，就沒辦法和喜歡的人一起前往想去的地方。

重要的是，妳想繼續受寒還是徹底祛寒？想繼續貧血還是治好貧血？想放著低血壓不管還是治好低血壓？

儘管接受原原本本的自己很重要，但與其讓自己維持現狀，我認為讓自己變得更加喜歡自己的努力，也非常重要。

因為自我否定、拒絕接受自己，也不會帶來任何改變。試著了解自己的身體，先接受目前的自己，然後盡可能提升細胞本身的品質。

11 經痛是不孕症的罪魁禍首

有些女性明明沒有明顯的月經失調或排卵障礙等問題，卻因為遲遲懷不了孕而接受不孕症治療。她們會有這樣的想法：「明明月經每個月準時到訪，也有好好排卵，為什麼沒辦法懷孕？」其實，原因大多出在長期性經痛和經血過多所累積的損傷，進而導致不孕症狀。

即便妳認為多少有些經痛且經血多，是理所當然的事，所以從初經開始到現在，放任這些狀況不管，那麼，月經便一點一滴的傷害子宮肌肉。

如果過度依賴止痛藥而不理會疼痛的原因，從中醫的觀點來看，這種疼痛會因為氣虛（能量不足）而惡化、止痛藥也會使脾虛（腸胃功能障礙）惡化。

假設妳有失血引發的慢性脫水症狀，若再加上氣虛、脾虛等狀況，會進一步導致排泄和吸收機能下滑，使身體無法吸收必要的養分。

營養不足會降低組織和細胞的新陳代謝機能，子宮的肌肉因此變成一團僵硬、受損的肌纖維。

這樣看來，氣虛、脾虛、血虛、脫水……造成的水腫、瘀血症狀，簡直就是集結了各種缺陷和阻塞。

如同前述，血虛意指血液內的紅血球品質惡化。一旦品質變差，氧氣和營養就無法確實傳送到細胞，當中自然也包含子宮的細胞。

而要將氧氣送達細胞，紅血球內的血紅素和鐵質是絕對必要的存在。唯有血紅素和氧氣相結合，使血紅素變成氧化態後，才算是做好在體內運送氧氣的準備。這時，鐵質成為重要成分（按：鐵在人體內的功能，不只用來製造紅血球，在能量供應的系統中，也扮演重要角色，負責體內氧氣及二氧化碳的運輸）。

當驗血數據顯示，有明顯「缺鐵性貧血」時，表示身體缺鐵。若要確實傳送氧氣，紅血球、血紅素和鐵質，這三者缺一不可。

這種狀態之下，就算用力呼吸，也無法將必要的物質好好的送遞細胞，於是陷入惡性循環：

缺氧導致氣虛→血虛、氣虛導致脾虛→脾虛惡化導致腸胃衰弱，便無法好好吸收養分→無法吸收養分就不能造血，因此造成血虛。

不過，換個角度來看，只要湊齊必要物質，就能解決上述問題。為了氧化血紅素，則有必要適度的運動。

可是，有氣虛、脾虛症狀的人拚命做運動，反而會加速氣虛症狀惡化。妳需要的是，攝取氧氣的同時做伸展程度運動。為此，我建議妳採用能適度放鬆全身肌肉的骨盆伸展操，來自我照護。

提到脫水，對身體而言，水分、體液和血液都同屬於液體。

在中醫，以三角形來表示「氣、血、水」的關係，基本上總是以正三角形的形態或大或小的變化。不會因為其中一項較多，就變成等腰三角形。亦即，只要某一項不足就等同於統統不足。

所以血不足，則水不足；水不足，則血不足；如果同時缺血和水，氣也會不足，氣不足，則血水不生。

因此，如果妳一直認定經痛和經血過多很正常的話，就會導致氣、血、水一天比一天不足。

若為了不孕症到醫院做超音波檢查，卻沒有出現器質性異常（按：指多種原因引起的機體某一器官或某一組織系統發生的疾病），只能得到原因不明的結論。但事實上，有時候可能是日常性的氣虛、血虛、脾虛和脫水症狀不斷累積，以及經痛和經血過多，才造成不孕。

如果太輕忽經痛、經血過多、貧血或脫水的話，遲早會踢到鐵板。

12 陰道鬆，難受孕

我想再稍微多談一點不孕症。

第一章提到，「陰道鬆弛，泡完澡起身時陰道會出水」，但我敢說陰道流出泡澡水，對於想懷孕或懷孕中的人而言特別不利。因為，泡澡水充滿雜菌。

如果是第一個泡澡的人倒還好，但如果在別人之後泡澡，這時泡澡水滿是他人的汙垢，更別說為了保持泡澡水的溫度而持續加熱，會促使雜菌繁殖。

當這樣的泡澡水跑入妳的陰道，雜菌也跟著進入陰道內。也就是說，在妳泡澡時，陰道內的微生物群為了避免雜菌入侵，而轉入戰鬥模式——提升酸性濃度以清除雜菌。

想在這種狀態下造孩子，陰道內的精子往往被當成異物，而遭滅除，使卵子很難與精子相遇。除非改善陰道分泌物狀況，否則難以自然受孕。

除此之外，若泡澡水跑進陰道裡，陰道內必要的微生物群可能因此被洗掉，所以直到微生物群增加之前，必須靠少數的微生物群來撲滅雜菌。

如此一來，為了增加微生物群，導致白帶也跟著增加，甚至連酸鹼值（pH值）也趨近酸性（按：正常的情況下，成年女性的陰部為弱酸性，陰道內pH值約為三．八～四．五。若陰部環境變鹼性，容易造成陰道感染）。

此外，陰道越鬆的人，性交時越容易引入雜菌；衛生護墊和不透氣內褲帶來的悶溼，這些情況都會導致陰道內的微生物群無法休息，一直處於戰鬥模式。

不論是精子或雜菌，所有進入陰道的東西，都可能被當成異物而遭撲滅。這樣一來，身體變得難以自然受孕也是沒辦法的事。

大多數人沒想到**難受孕，居然跟陰道鬆弛有關係**，但這一切終究環環相扣。

當然，我並不是指女性必須懷孕生子，但**準備好想懷孕就懷孕的狀態**，對妳和妳的伴侶來說，顧好陰道就是一件很必要的事情。

13

衛生棉條，也是造成經痛的原因

現在，市面上有許多標榜讓經期更輕鬆、舒適的生理用品，如紙質衛生棉、衛生棉條、月亮杯等。

在沒有這些生理用品的時代，大多女性會採取月經期間隔離、在陰道塞棉花或和紙（按：日本以傳統技藝生產的一種紙）、布墊、月經帶、控制經血等手段來撐過去。

所謂的控制經血，意指將經血積累在陰道內，然後到廁所排出的方法。辦得到的人，基本上什麼手段都不用，就能輕鬆度過生理期了。

曾有一位年過九十歲的婦人告訴我：「不懂怎麼控制經血，就嫁不出去」。

即使她已經九十歲了，也不需要使用尿布，那個瞬間，我徹底感受到陰道的力量有多麼偉大。

雖然生理用品不斷進化，為女性帶來便利與舒適感，但我總覺得與此同時，**女性的骨盆底肌群退化、月經失調的狀況也開始增加了**。

比方說，有很多人儘管經血過多，仍會選擇把衛生棉條插入陰道來吸收經血，但往往忙到沒空替換。

換言之，她們使用衛生棉條，為了避免工作時經血外漏。

雖然有些人認為，當事人覺得好，就好了。但事實上，**衛生棉條有時候也是造成經痛的原因**。有些人光是不再使用衛生棉條，就減輕了經痛的症狀。因此，我基本上會請患者不要使用衛生棉條。

為什麼衛生棉條可能會讓經痛惡化？

很多人使用衛生棉條，主要是為了避免衣服被外漏的經血弄髒，或者覺得頻頻更換衛生棉很麻煩。也就是說，基本上是出血量大的人在用。

衛生棉條的用法，是放在陰道內，以堵住從子宮排出的血液，避免經血外漏。有些衛生棉條廠商宣稱：「連續使用八至九小時也沒問題。」可是，就算能堵住陰道，阻止了經血流到體外，卻無法控制子宮持續排泄經血。結果，造成經血一直積在子宮入口和衛生棉條之間，讓子宮像滴管般運作。

如果沒有衛生棉條阻擋，子宮原本會收縮肌肉、排出內膜。然而，放入衛生棉條後，經血在陰道內囤積好幾個小時，使得陰道積滿經血，本應排出的經血，則會在子宮收縮時再度被吸收。也就是說，子宮內的容量不只沒減少，反而還塞得更滿了。這麼一來，子宮因為沒辦法排泄，而增加收縮次數，甚至過度收縮而引發經痛。

如果經血排泄不順，最後不會只流到子宮入口，還會逆流到輸卵管，可能進而導致子宮內膜擴散、沉澱到腹部內，引發骨盆子宮內膜異位症（見第四章）。如果沒有擴散到腹部內，這些組織卻卡住輸卵管的話，就會造成不孕症。

有些情況下，以便利的角度來挑選衛生棉比較好，但妳至少要先了解缺點，再好好問自己，哪一個選項對自己而言最為自在。

14 衛生棉與「漏尿女子」

在推特（Twitter）使用漏尿（お漏らし）一詞，會引來指點（按：雖然原文是指漏尿、失禁，但該詞卻流行於日本的情色戀物次文化，藉由自己或他人的尿急，來促進性刺激和興奮感，若自己或他人尿失禁時即達高潮）。雖然漏尿一詞給人的印象如此差勁，但衛生棉包裝或廣告上，常使用「外漏、滲出」等詞彙。例如「長時間也很安心」、「夜晚絕對不外漏」或者「就算白天量多，也不滲出」等。

既然不管尿布或衛生棉，都會用「防止側漏」等用語，那麼，我們可以把排尿和排便，視為同一個類別。

事實上，不論是將尿液、大便或月經排到體外，都會使用由尿道、肛門和陰道括約肌等所組成的骨盆底肌肉。

前文曾提到控制經血，這是一種把經血積存在陰道內，然後到廁所排出，不過正如我在前面所說，這是在衛生棉出現前所採行的方法。當然，那個年代也有再怎麼努力也辦不到控制經血的人。

不過我認為，如果陰道夠柔軟、有彈性，應該可以在內部留存一定程度待排出的經血才對。

其實，也有人認為「量多的日子，反而更容易有自覺的控制」。

仔細想想，就連極為細小的尿道括約肌，大多數人都能憋住約三〇〇毫升至四〇〇毫升的尿液，而且不外漏。

雖然肛門括約肌稱不上多大的肌肉，但少則五百公克至六百公克，多的話，甚至撐住一公斤到兩公斤的大便不外泄。

因此，我不認為面積比尿道括約肌和肛門括約肌還寬大的陰道括約肌，無法積存正常量僅約二〇毫升至一四〇毫升的經血，畢竟就算經血量超過正常值，顯然也比不過糞便的量。

說到底，這純粹是因為我們沒好好意識到這塊肌肉，所以不懂得善加利用。以前的人在懷孕和生產次數方面，本來就跟現代人不同，經歷過的月經次數也不一樣。所以不能放在同一個水平上相提並論，但人類誕生至今，儘管生活模式和生活用品不斷改變，但身體的機制基本上沒有多大的改變。

事實上，反而是不使用生理用品的時代壓倒性的長久。

在沒有生理用品的時代，女性會把棉花夾進陰道、月經期間被隔離在屋內、使用束腰、安全帶或月經帶等，即便使用的物品隨時間不斷變化，但仔細思考後會發現，這些都是無法控制經血的人才會做的事。

結果，無法控制經血的人，為了同樣辦不到的人創造了便利商品，並說著：「不擔心會隨意流出」、「滴漏出來也沒關係」，大家便自然而然的覺得，這麼做更輕鬆省事。

不管這些開發出來的生理用品如何進化，要不要購買、使用，都是個人選擇。最終要看妳想成為哪一種人，是藉由衛生棉讓經血任意流淌，還是努力到能控制經血為止。

以我自己來說，自從我學會控制經血後，比起使用衛生棉，或為了實驗而吃避孕藥時，**現在的我能以最輕鬆的方式度過生理期**，而且是難以置信的輕鬆。

一般而言，從出生到能忍住漏尿便意為止，大約是四歲到六歲左右。

但在現代，女孩大多十歲左右初潮來訪，經血任意外漏；此外，有的人在三、四十歲就開始漏尿，若對早期漏尿置之不理，之後就是持續一輩子的漏尿人生了。

所以，我認為女性要好好的面對自己的身體，藉由持續修練來打造不失禁、不被月經影響的健康體格。

15 生理期時別愛愛，容易感染

看診時，常常有人問我：「生理期間可以有性行為嗎？」

月經前跟期間，全身的血液為了迎接月經到來，會集中到子宮，所以循環全身的血液會暫時減少，使身體免疫力低落的狀態。這也是孕婦一旦感冒，難以復原，拖很久才康復的理由。

更甚者，由於月經期間子宮會透過陰道排泄血液，使得子宮處於持續對外開放的狀態。

基本上，為了不讓子宮受到微生物群以外的細菌侵入，陰道內有微生物群負責看守，然而月經期間，不論子宮或陰道的內部都充滿血液，導致一部分微生物群和血液一起被排出，進而影響消滅細菌的狀況。

所以理論上，由於陰道和子宮在生理期間容易受到細菌入侵，所以最好避免從事性行為。

更為重要的，是若在月經期間性交，子宮內剝落的內膜組織和血液，會因此逆流堵住，造成輸卵管堵塞，而逆流的內膜，則會散落到腹部，成為引發子宮內膜異位症的原因，所以，基本上我不建議月經期間有性行為。不過，這世上有形形色色的人，如只在月經期間發情的女子；擔心懷孕或月經期間不做愛，伴侶就會出軌的女子等。

所以原則上，對於後者，我希望妳能和伴侶好好溝通來解決問題，至於前者類型，我希望妳先充分了解其危險性，如果非得在月經期間性愛的話，則要自行承擔後果。

16 安全期性交不一定安全

「月經期間應該很安全，就算做愛也不會懷孕，對吧？」這也是我經常收到的問題之一。針對這樣的問題，下面兩點是我的回覆：

- 如果是真的月經↓不會懷孕。
- 把不正常出血或排卵性出血（按：兩次正常量月經之間的少量出血，可能伴有輕度的下腹部不適或者腰部酸痛）誤當成月經↓會懷孕。

將排卵性出血誤認為月經而沒做好避孕準備的話，懷孕的可能性很高，因為這天會是排卵日。

但是，關於排卵性出血，有的人每個月都有、有的人偶爾才發生一次，甚至完全沒有。至於排卵性的出血量，有人極少量，也有些人的出血量跟月經完全一樣多。

另一方面，排卵週期也是因人而異，比方說，月經在五天內結束，但月經開始後的第八天至第十天排卵，及排卵前後三天，受孕率都很高，因此在月經的第五天至七天有性行為的話，就是危險期了。

這樣一想，知道自己的生理期、了解自己何時排卵很重要。

如果妳在考慮懷孕後才留意自己的排卵期的話，老實說有點太遲了。

原則上，不論是月經或不正常出血，只要子宮處於出血狀態，身體的能量往往會集中到子宮，所以我建議要讓身體好好休息。

17 妳的堅忍，害妳的子宮無法休息

「經痛非常嚴重，但老公完全不肯幫忙做家事和照顧小孩。」

「因為大姨媽而臥床，結果被婆婆罵想偷懶。」

有不少女性因得不到男性或月經症狀輕微的女性的體諒，而深感苦惱。

這點確實令人難過，然而，打造出這種欠缺體諒的世界，不是別人，正是女人自己。

說得難聽一點，因為經痛難受而服用止痛藥、使用衛生棉條，或是白天也用夜用型衛生棉，藉此彰顯出「不管多痛、不舒服，只要想辦法拚命忍耐，就能正常工作」的態度，進而造成這種局面。

到底流了多少血、痛到什麼程度、有多麼辛苦難受，除非妳說出口，否則沒有任何人知道。

畢竟看不到，就不明白出血量究竟有多少，而疼痛的忍受度又因人而異。就算自己覺得很痛，但同樣程度的疼痛，別人有沒有同感又是另一回事了。

假裝不痛苦，結果等於女性向他人傳達：「月經沒有難受到必須停下工作和家事的地步。」

那麼，若追究「怎麼能因為月經休息……」這種想法，到底從何而來，答案就是世上的母親了。只要母親自己不休息，女兒也會養成「就算月經來了，也要照常生活」的觀念；而兒子或丈夫，也因為母親、妻子終年無休，進而認為女性不該為了月經而休息。

我本來期望，女性在生理期請假休息，而非以是否感到難受來作為判斷基準。這點與出血量多寡無關，而是希望一流血就休息的做法，能成為常態。

月經是由子宮內膜剝落而起，也就是說子宮正在出血，**誰敢說月經不是一種了不起的「內臟損傷」**？

假如某人嘴裡冒出等量的血液，相信任何人都會要她馬上休息。然而，換成子宮內部出血，卻沒人會說一樣的話。明明兩者都同樣是身體出血，甚至有的人還是大量出血。

這是大多數女性太過看輕月經，才造成的結果。當妳忽視月經，就等同於忽視自己的身體。

如果自己都不爭取休假，光是抱怨男性和社會不體貼，也不會有任何改變。看不見，並不代表沒出血，也無法改變妳會出血的事實。因此，妳更應該好好照顧自己的子宮和卵巢。

重點在於，不論妳會不會經痛、經血量是否過多、難不難受，妳都要讓自己養成「一出血就休息」的習慣。

如果妳對請假會有罪惡感，恐怕找不到理由，就不敢請假。不以疼痛或難受為藉口來請假休息的人，在掙扎著怎麼提出藉口時，反而無法讓月經變得更輕鬆。所以，不找其他藉口、只要月經來就請假，是顧好子宮的第一步。

女醫生的私密門診

- 白天也需要用夜用型衛生棉以及流出血塊的人，要多加注意。
- 別輕忽經痛和夜漏。
- 了解衛生棉條、月亮杯等生理用品的缺點。
- 太過依賴護墊，會分泌更多白帶。
- 月經，是一種內臟受損。好好愛護出血中的自己，並多加休息。

第三章

女醫生的私密性愛門診

1 鍛鍊陰道肌肉，雙方更契合

人們常用「身體合不合」來形容雙方的契合度。也就是說，不論男女，在跟不同對象做愛時，都會覺得「有哪裡不同」。我想哪裡不同，是因人而異，所以會有各式各樣的基準，妳認為是什麼呢？

關於這點，若說是陰道和外陰部的「感覺」也不為過。

我在第一章提過，調養陰道狀態很重要。所謂的**調養陰道**，以性行為來說，就是指**提升陰道的彈性**、**保持陰道內溼潤**，**以及提高敏感度**。

若透過化妝、髮型或服飾風格，女性能立刻改頭換面，但陰道和外陰部，並非花一、兩天工夫就能調養好。畢竟看不見的地方，才是女性創造差異之處。

當然有人會說女性之間的不同，在於性格上的內涵，但我認為調養陰道也同等重要。

因為以性格來說，妳是溫柔還是有趣，會隨著自己某天某刻的感受不同，而改變應對方式。別人對妳做出相同的行為，妳會視為溫柔或干涉，我覺得都會受到自己當下的精神狀態所左右。

然而，受過鍛鍊的陰道肌肉不會背叛妳。但這點終究受制於妳的身體狀況，所以一定要把健康擺在第一。

至於身體的契合度，我認為性行為是一種和喜歡對象的重要溝通方式，說穿了，就是一種重量級的身體語言（body language）。

因此，不只是被動等待、任憑擺布，而是為了感受喜歡的人而預做準備，這點很重要，更是一種尊重。我認為，若把一切交給伴侶，而不去自行感受，還怪罪對方讓自己不舒服，對喜歡的人來說很失禮。畢竟，這些不全然是伴侶的錯。

比方說，若妳感到痛、不舒服，只要做陰道按摩，就能讓**會陰和陰道內更加柔韌，進而緩解性交痛**。

當然，只要做陰道訓練或骨盆伸展操，就能讓陰道更容易溼潤，藉由增加流淌的血量來提升細胞的彈性，**插入時的契合度會更好，妳也會更敏感、歡愉**。

老實說，不管妳有沒有性行為都無所謂，但若要做的話，大前提就是重視雙方的愉悅度。

我覺得為了更圓滑的這種溝通，主動去調養陰道的準備很重要。

2 別默默忍耐，把妳的感覺說出來

感到痛、不舒服時，重要的是，別默默忍耐，而是好好告訴對方。

很多女性反應：「這種事怎麼說得出口。」但我對這種無法向重要的人誠實表達自己感受的關係，感到不以為然。

難不成妳願意和一個說出這種事，就討厭妳的人共度一生嗎？

選擇不說，反而可能會傷害相信彼此能一起高潮的伴侶。

老實坦承妳希望對方怎麼做、為什麼要這樣才會感到愉悅，非常重要。

畢竟，讓這種一方假裝高潮的關係長久下去，對雙方來說，都很痛苦。維持這種關係，最後會演變成無性生活，自然也很難生小孩。

順帶一提，正如每位女性的陰道尺寸和長度皆不同、角度也會隨骨盆的深度有所差異，男性的陰莖也有各自的尺寸和角度。

如果妳經歷過不同對象，想必明白每位男性的尺寸都不太一樣，而且勃起角度也不是每天都相同，也會隨年齡和身體狀況而改變，所以並不是每次性愛都用同一種體位就好。妳們可以配合陰道和陰莖的狀況，尋找出雙方都能盡情享受的地方和姿勢。

所以，首先要建立起一種妳能直接和對方交流想法的關係。而愉悅的性愛和生小孩，就是從這層良好關係上的延伸行為。

3 親吻、愛撫、插入，每個人想要的不一樣

妳對性愛有什麼樣的看法？

覺得感受插入射精和達到性高潮很重要；還是必須有親熱的肌膚碰觸；抑或是希望所有過程一應俱全——從營造氣氛的親吻、愛撫、插入、性高潮到事後溫存……關於性愛時的行為，每個人想要的都不一樣。

因此，除非好好表達自己的欲求，否則對方也不知道妳想要什麼。

倘若男女雙方隨著年齡增長改變了對性的看法，追根究柢也是因為身體狀況跟著改變了。

以男性來說，因為工作疲勞和壓力，使得體力上力不從心，所以若期望跟從

前一樣充滿活力，可能會造成精神負擔。

至於女性，假如必須獨自照顧小孩，沒有神隊友，如丈夫等幫忙，很容易沒有餘裕，所以可能會變得「性」致缺缺。

此外，男性罹患勃起功能障礙（按：Erectile dysfunction，簡稱ED。無法持續且維持足夠的勃起硬度去完成滿意的性行為）的情況也很常見，這會導致妳的伴侶失去做愛的自信、緊張到無法享受魚水之歡。

重要的是，越是這種時候，雙方越要好好談一談，彼此對性行為的欲求是什麼。是尋求插入或射精帶來的快感、還是尋求肌膚碰觸帶來的慰藉或互動。

如果妳尋求的不是插入或射精，不妨請伴侶碰觸或愛撫妳的身體；如果是渴望高潮，也可自慰或用情趣用品等，而非一味的向對方索求一切，分別為不同需求想辦法，也是一種解決手段。

這純粹是我個人的觀感，但我總覺得女性在想法上，似乎比男性更偏好將性和愛情做連結。

因為覺得「愛我的話，就一定會跟我上床」，所以一旦無法如願，就很容易懷疑：「他是不是不愛我？」

換句話說，與其說想要上床，不如說想確認自己是不是被愛，性交因此變成達成這項目的的手段。

然而，就算妳沒得到自己渴望的愛情形式，也不代表對方不愛妳。因此交換彼此對性行為抱持什麼樣的看法，更顯得重要。別害羞，大方和對方交換意見，才是避免無性生活的祕訣。

4 妳想要，他不想。怎麼辦？

日本是無性生活的大國。

根據某項資料指出，熱衷性愛的國家每年平均是一百四十次左右、每兩天至三天做一次；相較下，日本每年平均下來僅有四十五次左右，亦即每個月三次至四次。

儘管有各式各樣原因，但造成無性生活的，基本上不外乎下面兩種狀況：女方想做，但男方興致缺缺；男方想做，但女方意興闌珊。如果男女雙方都沒這個意願的話，自然也沒有這種煩惱。

我接受過來自這兩方面的諮商，聽完雙方說法後，我認為錯不全在不想做的一方身上，想要的那一方也要負起一點責任。

不論是想做或不想做，其中必定事出有因。

比方說，有位女性很煩惱伴侶以「最近很累」為由，完全不肯抱她，但她害怕被對方討厭或抗拒，所以無法坦率說出自己的感受。

明明是只要說出一句「我想做」就解決的事情，卻因說不出口，而變成抱怨：「為什麼不跟我做？」而引發無謂的爭端。

另外，因為無法當面說「想做」，所以改用「今天是排卵日」（按：最容易懷孕的日子）這種義務性的方式來請求，或是很刻意的展現身上新買的內衣來誘惑伴侶，一味等待對方主動邀請。

也難怪對方會軟掉。

到底是「婚後也想保有高頻率的性生活」，還是「婚後不用做那麼多」，雙方會有認知上的差異。所以首先請妳試著和對方談一談自己對性愛的看法。

5「想要小孩」背後的真心話

為了不孕而煩惱的人中，有些人無意識的抱著這種想法：「因為想做愛，才生小孩」。

我認為，這種人可能欠缺性生活，因此才以為提出「想要小孩」，對方就願意配合。講得難聽一點，就是企圖以生小孩為藉口，來滿足性交的欲求。

這種情況下，萬一懷孕了，性交次數必定會隨之減少。本來，想做愛才是真正的目的，但如果因為懷孕而減少性交次數，也很困擾。

有些案例是，儘管當事人如願跟伴侶做愛，卻因為沒有察覺自己真正的心意，而認真煩惱為什麼自己無法懷孕。當然，本人壓根不會想到，這一切居然只

是源自於自己想要做愛

若尚未釐清自己的真實感受，就會搞不清楚為什麼要煩惱，或是自己到底想怎麼做。

如此一來，便很難明白對方為什麼不肯上床，以及自己為什麼感到很悲哀。例如，很可能會冒出「對方不做，所以自己不被愛著」、或者「對方不做，是因為自己沒有女人味」等想法。

如果妳意識到自己是因為想被愛而發生關係——性行為就只是一種確認愛的手段——那麼，其實除了性行為外，還有很多事情能讓妳感覺自己被愛著。

比方說，伴侶下班途中買蛋糕給妳；週末做家事，讓妳享受自由的時間等。假設妳能明白這些全部都是妳被愛著的證明，那麼「伴侶不跟自己上床」的煩惱必定會消失。

另一方面，若以為對方不願意上床，是自己欠缺女性魅力而難過，不妨坦率的表達出來，說不定男方會開口向妳傾訴自己的煩惱，如「我不覺得妳沒魅力，只是太累了而已。」或「其實，我那裡最近站不起來……。」

其實，最近有很多男性才三十歲出頭，就罹患勃起功能障礙，若身邊沒有親密到能放心商量的對象，他們很可能因自尊心，而隱瞞自己硬不起來的情況。

所以，重要的是建立起一段什麼問題都能談的關係，而非老是單方面責怪伴侶、牢騷滿腹悶著不說。

這麼做才有助於突破無性生活的僵局，一旦培養出能放鬆做愛的關係時，愛的結晶（孩子）或許就會來到你們身邊。

6 產後性慾低，是正常變化

我常聽到有不少夫妻在孩子出生後，缺乏性生活。

女性的性慾，會受到女性荷爾蒙雌激素和男性荷爾蒙睪固酮（Testosterone）影響，但這種荷爾蒙在懷孕期間和產後會受到抑制，所以有些女性在產後到回復月經之前，很難產生性慾。這是產後的正常變化。

不過，對於什麼改變也沒有的男性來說，難免會迫不及待的想和太太做愛。為此，我聽過一些女性談論，如何巧妙擺脫有那個意思而蹭上身來的丈夫。

不過，若這種狀況持續下去，不會很難受嗎？

明明女方不想做，男方卻不停盼望：「老婆總有一天會跟我做吧。」

這時最好的辦法還是當面談一談，為什麼自己不想做。

原因可能不在於妳不愛對方了，只是生完後精神都放在小孩身上，所以沒辦法配合；生產後，無法從不給予協助的老公身上感受到愛；雖然不排斥但就是莫名的不想做。又或是彼此感覺太像親情，而不像愛情，所以不想做；因為已經很久沒做，事到如今很難產生想做的心情；體力上力有未逮等。

如果不好好表達自己的心情，還放著不管的話，雙方的感受會在不知不覺間產生分歧，最終成為離婚的導火線。

最重要的，就是坦率的和對方聊聊妳目前的感受。

成為家人，並不表示相處方式也必須像有血親般。妳也沒必要總是像個母親或妻子。正因為妳為此忍耐，才會陷入以親情為名的煩惱，強迫自己接受伴侶的要求。

夫妻分享彼此的感受後，關於接下來想怎麼做，不妨兩人一起來尋找最好的辦法。當相互傾訴時，妳極有可能因為受到對方的溫柔所觸動，進而喚醒想做的心情。

此外，妳也需要有做自己的時間，不是誰的媽媽或老婆，而是好好感受及釐清自己想做什麼、希望對方怎麼做、想被如何對待，以及不想被如何對待。用這種方式坦白自己的感受，保留了解自己的時間，並將之傳達給伴侶，這樣便能減少錯失對方真心話的機會，也有助於緩解無性生活的問題。

7 產後身材難看？那是母愛的證明

「生完小孩身材也走樣了，讓我喪失自信。既不敢讓老公看到裸體，也沒上床的興致……。」會說這種話的人，到底是對身體的哪個部分失去自信呢？是指身體曲線、皮膚鬆弛或妊娠線、胸型、陰道鬆垂，還是指敏感度方面的問題？不過，有些人反而更偏好稍微豐滿的身材，所以，如果妳不去問另一半，是不會知道的。

當妳跟老公說：「生完孩子後，腰沒辦法瘦下來……。」他搞不好會說：「我反而喜歡妳現在肉肉的樣子。」如果老公說：「真想念妳的小蠻腰啊。」那妳不妨笑著回應：「好吧，我努力看看。」就可以了。

假如你們之間的關係，是連對身體失去自信都能拿來說笑，那麼就不至於出現欠缺性生活的問題了。

我認為最重要的，是**妳怎麼看待自己的身體，而非對方怎麼想**。

畢竟一個討厭自己的人，是不可能被他人所愛的。更何況，說出：「雖然我討厭自己，但你要愛我。」這種話，很對不起另一半。

對自己的身材產生自信，意味著在妳去健身房塑身，或者執行減肥之前，妳得先從努力接受和認同當下的自己開始。

妳懷胎十月，賭上性命產出寄宿腹中的胎兒，並以母乳哺育延續其生命。這樣了不起的身體，不論體型有了多大的變化，請妳務必讚賞自己經歷了如此卓然又偉大的分娩過程。

如此一來，我認為妳便能接受崩壞的身形和鬆弛的陰道，了解這是作為自己孕育生命的證明。然後，妳再決定想擁有的體型。

總之，先為自己的身體感到驕傲。

8 義務性性交，只為了生小孩？

非常渴望孩子的女性，會盡量選在排卵日發生關係。但除非女方開口，否則男方不會知道女性何時排卵。如果不喜歡這種義務性行為，培養出一種不在意排卵日也能上床的關係比較重要。

話說回來，關於是否真的有必要知會男性排卵日，我抱持懷疑態度。因為即便男性懂得預測女性的排卵日，並問：「今天應該是排卵日，要來生孩子嗎？」結果終究會讓性行為變成義務。

如果是想藉由最少限度的性交次數，來完成懷孕目的的話，自然會選排卵日進行，若非如此，就有必要努力培養出平日想做就能做的關係。

儘管嘴上說著：「想要小孩。」但雙方不一定有相同的熱度。假如男方不想做，妳除了詢問：「為什麼你不願意配合？」之外，還必須構思對策才行。

不過若要求對方配合，其中多少摻雜一些義務感。要是因為對方不配合而口出怨言，轉為強求的話，反而會讓性愛、生孩子變得痛苦。

我明白因為渴望小孩而迫切焦急的心情，但最重要的，是先從了解彼此的感受、建立雙方都真心想要的關係開始。

順帶一提，我曾聽聞一位定居法國的日本女性，提起治療不孕症的話題。其中最令我印象深刻的一句話，就是「如果覺得有不孕症狀，首先要從調整彼此的性關係做起」。

換成在日本，一旦遇上不孕症，總把性愛當成生小孩的「治療」之一。最後就是治療結束後，雙方也停止做愛了。

反之，在法國往往會將提高性愛品質，視為改善不孕症的助力。

因此，有不少人會向性學家（Sexologist）——指從事性愛諮商治療的專家——傾訴性方面的煩惱，並尋求提高雙方性愛品質的方法。

當然，他們還是會做不孕症治療，但法國人不會把性愛定位成一種生小孩的治療，而是一種伴侶之間的溝通方式。

9 愛愛時溼不起來？多按摩

「做愛時，因為溼不起來，所以很痛。」

因性交痛而感到困擾的女性不在少數。一般人都將陰道乾澀，歸咎於伴侶的技術問題或女方冷感，但事實果真如此嗎？

妳是否有過，儘管沒被人碰觸到，但光憑想像力或單純親吻，就讓下體溼潤的經驗？如果答案是肯定的，那麼陰道乾澀，就不單純是伴侶的問題了。

即便因陰道乾澀而去醫院尋求協助，也沒有可供治療的藥物。所以，基本上醫生幾乎只會建議患者使用潤滑劑就結束了。

但老實說，我認為這麼做解決不了任何問題，反而會持續拉長無性生活。

話說回來，妳覺得為什麼女性的下面會溼呢？

從陰道的內部構造來看，正如第一章提過，不論是陰道的細胞、皮膚的細胞，以及子宮入口表面的細胞，全都是由一種稱作扁平上皮的細胞所組成。

人體上除了扁平上皮細胞外，還有腺體細胞、柱狀上皮細胞等種類繁多的細胞，但扁平上皮細胞不具備產生分泌液的作用。因此，陰道的細胞本身不會自行產生用以潤滑的分泌物。

換句話說，**愛液和排卵時的分泌物，並非來自陰道**。這些分泌物來自陰道入口的分泌腺，以及子宮入口再稍微裡面一點的分泌腺。

那麼，這兩處分泌腺，在什麼樣時候才會產生分泌物呢？就是當**送抵陰道的血量和體內水分都很豐沛的時候**。

如同前述，如果血減少，血所夾帶的氣跟水量也會減少。這樣一來，分泌液的量自然會受到牽連。

此外，若不鍛鍊陰道，也會因為陰道附近的肌肉不多，而減少運送的血量。

更甚者，如果妳體內的水量本身不多、有脫水症狀的話，就會讓能用來分泌的水分受到限制，所以也可能導致愛液量減少。

溼不溼得起來，不僅要看對象的技巧問題和女方的敏感度，也會受到身體機制的運作所左右。

因此，重要的是先調整好陰道和身體的狀況。

以此為基礎，日後當妳感到興奮或接受刺激時，愛液會自然分泌出來。

如果本來就有脫水症狀，陰道自然很難溼潤。這點必須在身體有餘力時才能辦到，畢竟身體的最優先任務不是讓陰道保持溼潤。

要是妳因為疼痛或恐懼而無法做愛的話，雙方的情感都很難獲得滿足。

這種情況下，我會建議利用自我照護法中的陰道按摩——**將手指插入陰道，藉由擴大陰道口來恢復陰道的柔韌度**。

柔軟富彈性的陰道有助於緩解性交痛，請務必試試看看。

10 亂吃避孕藥，會讓陰道乾

如果不想懷孕，女性除了摘除子宮之外，如今還有口服藥丸，以及一種稱做蜜蕊娜（Mirena）的荷爾蒙附加型子宮內避孕器，再來就只有輸卵管結紮手術了；而男性的避孕手法，則是做輸精管結紮手術，避免釋出精子。

女性若想避孕，最常見的做法是服用避孕藥或插入蜜蕊娜。不過，這兩種方法若是用於避孕目的，則要自費，所以會造成某種程度上的經濟負擔。

但話說回來，妳明白口服避孕藥是怎麼一回事嗎？

女性身體每個月都會透過分泌女性荷爾蒙，來準備受孕。只要服用藥丸，獲得定量的荷爾蒙，身體便誤以為分泌的荷爾蒙足夠了，這就是避孕藥的作用。簡單來說，妳的身體會這麼想：

「荷爾蒙似乎補得夠充分了，所以卵巢可以先不分泌荷爾蒙。」

「雖然荷爾蒙足夠了，但還不到要排卵的程度，所以卵巢先別輕舉妄動。」

「既然荷爾蒙夠多了，卵巢就好好休息吧。」

不過，上面說的足夠，並不等於很多，而是指賴以為生的最低限度。人體的運作基本上很直接，一旦接收指示：「不用分泌也沒關係。」就會乖乖執行指令。再說，排卵需要消耗大量能量，所以如果下達這種指示，身體自然樂意照辦。

換言之，「避孕藥＝偽懷孕法」，藉由在體內維持定量荷爾蒙，來抑制荷爾蒙，進而阻止排卵機制。

這種讓身體誤以為懷孕的方法，會導致身體變得很容易浮腫。

此外，猛吃避孕藥讓卵巢休息太久的結果，就是當妳想懷孕而停止服藥時，身體自然難以恢復原狀。有的人會說：

「我明明不吃避孕藥很久了，月經還是完全不來。」

「完全沒有排卵。」

「完全懷不了孕。」

比喻來說，要一個休息多年沒上班的人，突然卯足全力去工作，妳覺得有可能嗎？至少我辦不到。

畢竟身體長久以來只補充最低限度的荷爾蒙，導致要投入排卵、增厚內膜、注入子宮和卵巢的能量，統統處於最低限度的運作狀態。

再加上增厚子宮內膜的女性荷爾蒙——雌激素，只在血液中保持了最低限度的濃度，所以子宮內膜的厚度也是最低水準；連帶使得供給卵巢的能量也是少於排卵所需；血流量也是最低限度。

若只有**最低限度的雌激素**，必會**導致陰道萎縮，變得比服藥前乾澀、僵硬**。

服用避孕藥的時間越長，越有可能要花大量時間來重整體質。

當然，有些情況下必須服藥。例如，因為子宮內膜異位症等病症，導致每逢生理期，身體便伴隨劇痛的人，以及經痛嚴重、經血過量或有子宮肌瘤的人，可以藉由服用避孕藥來減輕症狀，

服用避孕藥不是壞事，不過，避孕藥終究只是對症治療。妳既有的症狀，不會在服藥期間消失，因為一旦妳停止服藥，那些症狀又會捲土重來。

我想說的是，女性最好先釐清自己狀況，再決定要不要服藥。

因為，不論是為了什麼目的而服用避孕藥，都不會改變體內雌激素濃度下降的事實。我認為，即便因治療而服藥，也要**搭配能重整身體的照護法**，這樣一來**停藥後的症狀才會更容易應付**。

所以女性必須照護好陰道才行。

11 服用時機錯，更容易受孕

妳聽過事後避孕藥嗎？

它還有個別名，叫緊急避孕藥（Emergency Contraceptive Pill）。這是為了避免非預期懷孕，**在性行為結束後儘早服用，以達成避孕效果的荷爾蒙藥劑**。

根據日本厚生勞動省（按：相當於他國福利部、衛生部及勞動部的綜合體）的緊急避孕法相關適用指南，單一高劑量黃體素（Levonorgestrel，第一代緊急避孕藥）的避孕率，列舉如下：

- 性行為後二十四小時內服用，避孕率九五%。

- 性行為後四十八小時內服用，避孕率八五％。
- 性行為後七十二小時內服用，避孕率五八％。

也就是說，越快服用效果越好。

但有一條需要特別留意的警示內容：「一旦排卵即無效。」這句話寫得很直白，就是**如果已經排卵，也沒有服藥的意義**。

緊急避孕藥的成分為黃體素，是一種能增厚子宮內膜的荷爾蒙。這種藥本來的目的是藉由分泌黃體素，來抑制促進排卵的荷爾蒙（黃體生成素）進而阻止卵子受精。

不過，因為**黃體素**是為了增厚子宮內膜而運作的荷爾蒙，所以萬一**服用時機不對，反而會促使受精卵著床率上升**。

比方說，妳某一天因為避孕失敗而想服用緊急避孕藥，但其實妳在那天之前就沒做好避孕措施，故體內早已處於受精狀態，若在這個節骨眼服藥，反而可能因此讓子宮內膜變得更加放鬆，而增加了著床率。

我見過很多女性因為服藥而受孕，如果當初不服藥，即使受精了也不一定會成功著床，並在尚未察覺之前就流掉了。

雖然不清楚是藥效沒發揮作用，還是服藥時機不對，要是對於自己的身體、月經、排卵一無所知的話，妳很有可能在不知不覺間傷害了自己。

很令人驚訝吧，明明是為了避孕而服藥，不料竟然很可能因此意外懷孕。如果妳始終沒能掌握自己的排卵週期，所有妳用於支付緊急避孕藥的金錢、服藥後的副作用，甚至耗費精神和時間到醫院看診的付出，終究是白費力氣。

要是妳實在無法掌握自己的排卵週期、沒有避孕的自信，我會建議妳使用低劑量的避孕藥。

12 便祕，會降低陰道敏感度

有便祕的女生，會降低陰道的敏感度。

有些人看到這裡，會疑惑的想：「便祕和陰道有什麼關係？」

事實上，兩者的關係可大了。首先，因便祕而硬化的糞便會在肛門附近——在陰道後方囤積，這種狀況下，如果將手指插入陰道，往往能透過陰道壁感觸到硬便。

我曾不經意想：「若用手指能感覺到，陰莖插入時是否也會感受到硬便？」

再說，若陰莖在這種狀態下插入陰道的話，陰道壁除了會受到生殖器拉伸，有時候也會連帶扯到陰道後方的硬便。這樣下來，一般認為除了可能影響到雙方的契合度，也會讓陰道壁因為過度拉伸而降低敏感度。

至於那些本來就因便祕、腹瀉，甚至痔瘡等排便問題而煩惱的人，還有一個共通點：腸道受寒。

腸道受寒，同樣會使陰道的敏感度變遲鈍。

人的臟器中最長的就是腸道。據說大腸長度約為一・五公尺；小腸長度約為六公尺至七公尺；腸道內壁有無數個絨毛狀小突起，來協助消化和吸收，如果將之全部攤平鋪開，其面積竟然相當於一個網球場大小。一旦這樣寬廣的面積受寒，全身上下自然容易跟著遭殃。

更別說子宮和卵巢還被腸道包圍，因此一旦腸道受寒，子宮和卵巢也會輕易受寒。意思是說，由於陰道運作不順而變得乾燥、不容易溼潤，自然導致陰道敏感度下降。

排便問題加上經血過量的話，只會讓受寒症狀進一步惡化，所以**不妨用骨盤伸展操和陰道訓練來改善血流。**

另外，讓妳重要的人看見陰道，意味著自己的肛門也會被看見。如果妳因為便祕而有痔瘡、脫肛狀況，也會降低對方對妳的外觀印象。

便祕看似小事，卻絕對不能輕忽。

很多女性不把便祕當一回事，但便祕會讓陰道狀況惡化、感受力變遲鈍，所以務必努力改善。

13 自慰能改善血流、幫助祛寒

為了打造出好陰道，以及享受和伴侶之間的性愛，自慰非常重要。

自慰的方法很多，有的人只撫弄陰蒂、有的人會以手指或道具插入陰道，但無論如何，**自慰帶來的刺激能改善血流、幫助陰道怯寒**。

如果妳做愛時，會感到痛或不舒服，代表妳不清楚自己舒服的點，也沒告訴伴侶，自己想被如何對待、希望對方怎麼做。

因此，我認為女性需要透過自慰，來了解自己會感到舒服的點在哪裡、被如何對待，才會感到舒服。

假設女性目前還沒有對象，不妨把自慰當成與伴侶相遇前的準備期間。

事實上，沒有任何人知道，自己在何時會遇上一個人並進展到發生性關係。所以，**妳應該提高陰道敏感度為此做好準備**。

這點對於提升性愛契合度，以及增進與伴侶溝通品質都很有幫助。

如同前述，假如妳長期欠缺性生活，卻不做任何保養，陰道便會因此僵硬和萎縮。假設，妳在某天遇上突如其來的機會，結果卻因為陰道入口僵硬而疼痛，便很難享受做愛了。

因此，我建議平常就以**陰道按摩來伸展入口，維持一個富有彈性的陰道**。

為了**打造好陰道，享受自慰是很重要的事**。

女醫生的私密門診

- 不要任由對方擺布，妳也要為了享受性愛做好準備。
- 告訴對方：該怎麼做，才能讓妳感到愉悅。
- 妳沒必要總是扮演母親和妻子。
- 如果自覺不孕，先從改善雙方的性關係做起。
- 為了打造好陰道，自慰是好辦法。

第四章

不能輕忽的婦女病與性病

1 靠雌激素和陰道按摩，預防子宮肌瘤

我把這一章的重點放在婦科疾病上。

首先就從子宮肌瘤開始。

子宮肌瘤，意指在子宮內生成的腫塊（肉瘤）。症狀上各有不同，有些人的肌瘤會越來越大塊；有些人的肌瘤雖小，數量卻不斷增加；也有人不論過多少年，大小都沒變化。

在未曾懷孕過的子宮生成的肌瘤，往往巨大如球。若在有肌瘤的狀態下懷孕，子宮會因為懷孕受到拉伸，導致肌瘤變性，這就是懷孕後的肌瘤會黏軟如牛脂的原因。

子宮肌瘤依據其生成的位置，而有不同的症狀和手術適用標準：

●生成於子宮外側：漿膜下肌瘤

比方說，漿膜下肌瘤因生成於有空間的子宮外側，所以可能會大到十公分至二十公分。事實上，有人的漿膜下肌瘤重達五公斤，也有人的肌瘤外側看起來如同海星般附著在子宮上。

●生成於子宮內側：黏膜下肌瘤

若是在子宮內側生成的黏膜下肌瘤，哪怕大小僅有五公釐或一公分，我也建議在發現肌瘤時，立即接受摘除手術。

由於子宮內膜會在生理期間剝落，所以若肌瘤長在這裡，子宮會受到肌瘤刺激而有不規則出血、子宮收縮不順，導致經血過多。

黏膜下肌瘤也會阻礙著床而造成不孕，偶爾也會出現肌瘤分娩，該狀況是子宮為了排出肌瘤而收縮，過程中，伴隨著如同分娩般的疼痛。但很多人卻因為肌瘤卡在子宮入口處，難以順利排出，導致大量出血，於是前來看診。

運送到子宮的血液減少時，如更年期，最容易發生這種狀況。由於供應肌瘤養分的血液減少了，使得肌瘤因為周邊組織萎縮而剝落，剝落組織的傷口則可能引發大量出血。

剝落的肌瘤就只是異物，既然被人體判定為不需要的東西，身體自然會試著排出體外。

●生成於子宮肌肉內：肌層間肌瘤

這是最棘手的肌瘤。

這種肌瘤長在肌肉內，所以不像黏膜下肌瘤很容易引起經血過量或是不正常出血，由於顯而易見的自覺症狀不多，所以幾乎是透過體檢、做超音波檢查時才被發現。

只要不惡化或許沒事，但若置之不理，任其在子宮內繼續長大的話，最後可能會使子宮內膜受到壓迫，而導致不孕。我建議想要懷孕的人，一旦在肌層內發

■ 子宮肌瘤的種類

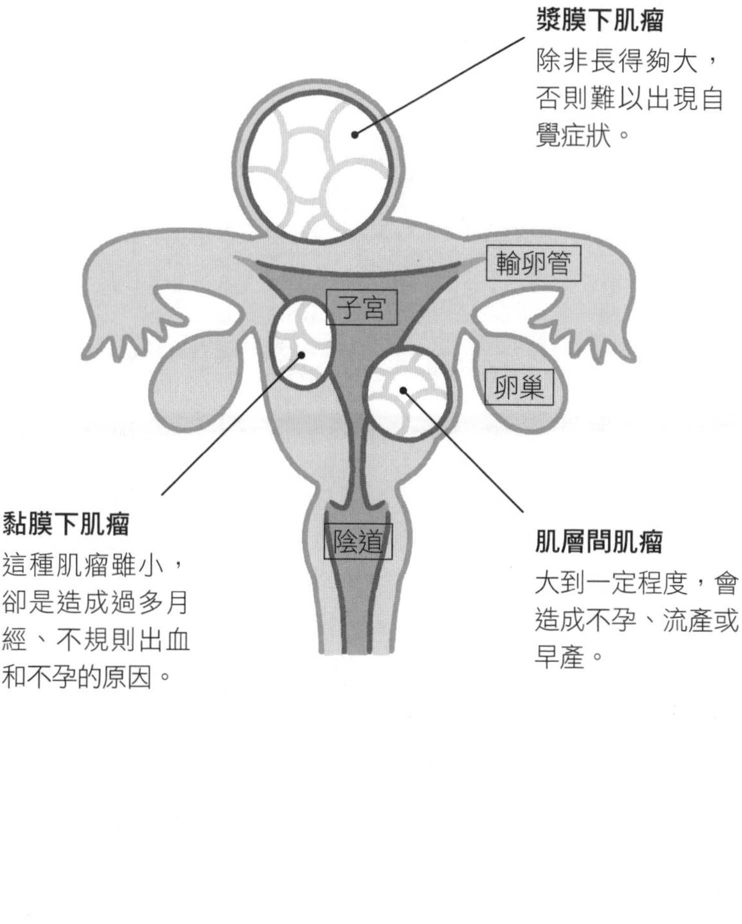
漿膜下肌瘤
除非長得夠大，
否則難以出現自
覺症狀。
輸卵管
子宮
卵巢
陰道
黏膜下肌瘤
這種肌瘤雖小，
卻是造成過多月
經、不規則出血
和不孕的原因。
肌層間肌瘤
大到一定程度，會
造成不孕、流產或
早產。

現肌瘤的話，儘早治療會比較好。

由於肌瘤基本上都是良性的，除非出現對日常生活造成障礙的自覺症狀，否則醫生很少會建議患者動手術。

因此，一般來說醫生大多會建議患者，服用避孕藥或促性腺素釋素（按：GnRH agonist，主要功能是使腦垂腺釋放濾泡刺激素和黃體成長激素），來治療子宮肌瘤。倘若患者不接受這兩種方法，往往會每隔三個月至六個月做一次超音波檢查，藉此觀察肌瘤的大小變化。

血液中的雌激素原本被視為肌瘤變大的原因，所以藉著服用避孕藥，來讓雌激素維持低量狀態，或是以促性腺素釋素來抑制雌激素分泌，兩種治療法都是以阻止肌瘤變大為目的。

然而，雌激素是一種非常重要的荷爾蒙，它能調節陰道狀態、增厚陰道內的皺褶、增加陰道的分泌液，甚至滋養毛髮和肌膚等部位。

儘管兩種治療法能積極抑制子宮肌瘤長大，卻有陰道因此減少滋潤而乾澀，以及肌膚失去光澤、髮量減少等後遺症。

雖然治療時有必要減少雌激素，但在決定中止避孕藥或促性腺素釋素後，為了不讓肌瘤繼續長大，身體重整和治療期間的陰道照護也很重要。

罹患子宮肌瘤的話，就要培養排泄能力，以排出囤積在體內的非必要物質，藉此改善氣、血、水的流動。

剛剛提到的非必要物質，不僅限於肉眼可見的體內廢物。平日持續排出、減少存在於子宮肌瘤內特有的廢「氣」，如情緒、思緒等廢物，也有助於阻止子宮肌瘤惡化。

2 認識子宮內膜異位症

因生理痛和經血過量來看診的患者中，很多人有子宮內膜異位症——覆蓋於子宮內的內膜組織，每個月在子宮內以外的地方生長，導致出血、發炎，並引起強烈疼痛。由於子宮內膜會配合生理週期而受到雌激素影響，所以每逢生理期間，子宮內膜在不正常生長處發炎，使身體器官受到牽連，進而加重病情。根據子宮內膜異位症發生的地方，可分成四種：

●巧克力囊腫（卵巢內的子宮內膜異位瘤）

由老舊血液結塊後在卵巢呈現囊胞狀囊腫的疾病。是子宮內膜異位症中最常見的症狀，因外觀看似巧克力而得名。

囊腫不是越大就越痛、越小就越不痛，患者中甚至有完全不會疼痛的人。

●子宮腺肌症（長在子宮肌層）

子宮肌層內混入霜降狀子宮內膜組織。患有子宮腺肌症的人，會讓子宮產生較大幅度的變形。因每逢生理期間，內膜會在子宮肌肉中增厚並出血，再加上無法排出，導致子宮腫脹。由於只有內膜腫脹，所以才造成子宮變形。

子宮腺肌症帶來的疼痛尤其嚴重。每個月都**會在肌肉中造成內出血**，亦即瘀血狀態，而且一壓就痛。同樣的，產生內出血的肌肉為了止血而收縮，結果壓迫到瘀血，進而引起劇烈疼痛。

而服用避孕藥是最常使用的治療法，目的是讓荷爾蒙量到達一定程度，來抑制子宮內膜繼續變厚，以及減緩出血和疼痛狀況。

另一種促性腺素釋素治療法，則是透過消除雌激素來阻止子宮內膜變厚。

●散在性的子宮內膜異位症（長在骨盆腔腹壁）

不滿一公分的子宮內膜組織，散布到子宮外部的輸卵管、卵巢等骨盆內的臟器表面。因為每逢生理期間，散布的子宮內膜組織都會變厚、反覆出血、發炎，所以會**引發下腹痛、腰痛、排便痛和性交痛等症狀**。

隨著病情發展，生理期以外的時間也會出現腰痛、下腹痛，甚至牽連卵巢、輸卵管和腸道等處，引發排便痛、轉移痛（按：Referred pain，大便通過時腸道有被拉扯的感覺）和性交痛等症狀。

由於炎症引起的病變較小，所以無法反映在超音波和核磁共振（ＭＲＩ）檢查上，所以當女性表示生理期間有下腹痛或腰痛時，醫生往往會因「有可能罹患散在性的子宮內膜異位症」，讓患者服用低劑量避孕藥或黃體素，如果有治好炎症，就可能被診斷為散在性的子宮內膜異位症。

●其他子宮內膜異位症

即子宮內膜組織四散到骨盆以外的肺部、大腸、鼠蹊淋巴結等處，根據內膜

■ 子宮內膜異位症的種類

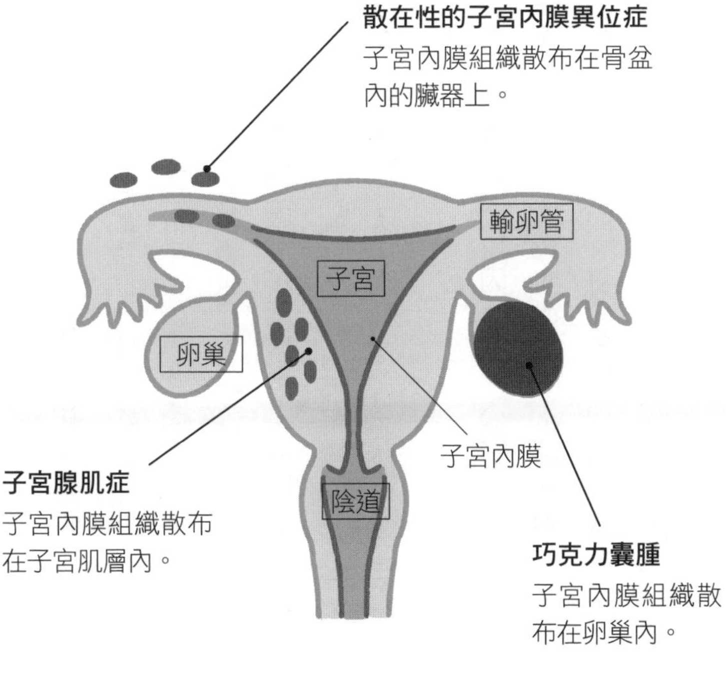
散在性的子宮內膜異位症
子宮內膜組織散布在骨盆內的臟器上。
輸卵管
子宮
卵巢
子宮內膜
子宮腺肌症
子宮內膜組織散布在子宮肌層內。
陰道
巧克力囊腫
子宮內膜組織散布在卵巢內。

組織落腳的位置，而有不同狀況。

若跑到肺部，就會在月經期間引起肺部出血，或者破壞肺部組織引發氣胸（肺部漏氣，聚積在胸腔的症狀）；如果跑到鼠蹊部，生理期間會導致鼠蹊部腫脹，嚴重的話，甚至無法行走；如果在大腸，生理期間除了劇痛還會便血，但若僅是輕微便血，無法判定是否來自大腸，所以也有人只會視為嚴重的生理痛而放著不管，有時候往往是透過大腸鏡檢查，才得以發現症狀。

除此之外，也有些案例是子宮內膜組織散布到肝臟、小腸、肚臍、尿道等處，所以很多人會誤以為是其他疾病，想不到其實是子宮內膜異位症。

造成子宮內膜異位症的原因，有很大的可能是出在身體受寒和血流受阻。

由於陰道和子宮受寒導致血流受阻，降低待淘汰組織的吸收和排泄機能，且子宮內膜組織因而附著體內，每逢生理期就會引發炎症、生理痛和經血過量。

所以最要緊的是為陰道和骨盆內祛寒，藉此調整血流，增加體內的血液循環並改善血質。讀者可參閱本書第五章，有許多患者透過自我照護法改善症狀。

3 小女孩肚子痛，可能是卵巢囊腫

卵巢囊腫，意指長在卵巢的腫瘤，例如巧克力囊腫也是屬於卵巢囊腫。事實上，**不論長在卵巢的囊腫是良性或惡性，一律統稱卵巢囊腫。**

卵巢囊腫主要有下面四種：

1. 巧克力囊腫（老舊血液積累而成）。
2. 漿液性囊腺腫瘤（滑溜的液體積累）。
3. 黏液性囊泡腫瘤（濃稠的液體積累）。
4. 成熟型畸胎瘤、皮樣囊腫、畸胎瘤（卵巢混入毛髮、牙齒、脂肪）。

根據婦產科指南，若羅患前三項之一，一旦腫瘤大小超過五公分，醫生便會建議患者動手術治療。

據傳，四公分至五公分大小的腫瘤，最容易發生扭轉——指卵巢囊腫被捲入輸卵管或周圍組織，而一圈圈的扭轉起來。

就像扭抹布一樣，血流因此受阻而引發疼痛。除了可能會痛到讓人打滾，也會因為腫瘤一下扭轉、一下鬆開，而引發定期性的疼痛。更別說腫瘤一旦超過五公分，有破裂的危險。如果發生破裂和扭轉狀況，幾乎都要緊急動手術。

此外，假如是惡性囊腫，可能會因為內服液劑在腹中擴散，而加快癌症分期（cancer staging）的進展，由這點來看，醫生往往會建議患者在破裂前動手術。

巧克力囊腫因為每逢生理而引發炎症，很容易附著到周邊組織，所以破裂的風險可能比扭轉的更高。

由於巧克力囊腫屬於一種子宮內膜異位症，所以為了不讓腫瘤變大的首選治療法，多以避孕藥和黃體素療法為主。只是，儘管避孕藥和黃體素療法能抑制內膜組織增殖，卻不代表光靠吃藥，就能避免附著狀況發生，所以必須為了防止炎症、消除疼痛，而付出努力。

至於服用止痛藥，只能讓人不感到疼痛，並非就此免除炎症出現。不論妳是否選擇吃避孕藥來治療，首先都必須從「月經來時，不會經痛」來著手改善。

關於成熟型畸胎瘤、皮樣囊腫、畸胎瘤，主要指卵巢中混入毛髮、牙齒、脂肪等物質，由於這是**受精卵的細胞分化過程中，引起的紕漏（bug）**，所以大多被認定為先天性異常。

就算改善飲食習慣、適度運動、睡眠充分，這些毛髮或牙齒也不會因此從體內消失。此外，就算服用避孕藥，也不會改變腫瘤大小，若有這類型的腫瘤，醫生通常會建議患者動手術。

漿液性囊腺腫瘤，是由滑溜的液體積累而成；黏液性囊泡腫瘤，則是由濃稠的液體積累而成，除了這點不同，這兩種腫瘤都是由輸卵管或卵巢等的分泌液所積累而成。

卵子是生長在稱作濾泡液（follicular fluid）的液體中。所以還有一種狀況是黃體囊腫出血，這是會在排卵後的卵巢中，造成出血症狀。

■ 何謂卵巢囊腫

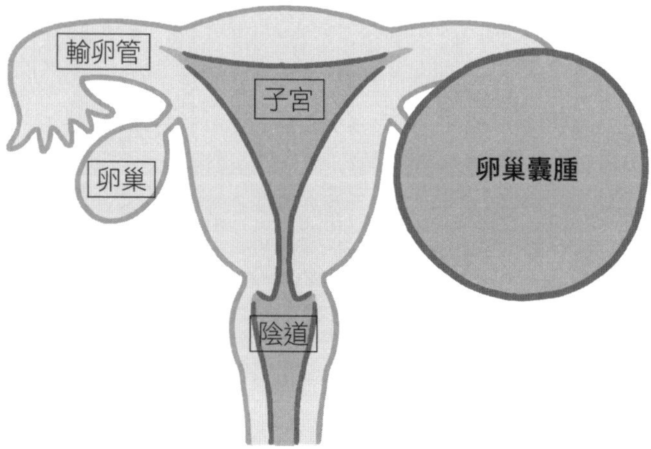

正常的卵巢大小相當於拇指頭大小。
然而，長成囊腫的話也可能大如拳頭。

（按：卵巢每個月都會排一次卵，排卵期之後卵泡會形成黃體囊腫，並分泌黃體素，以穩定胚胎著床所需的子宮內膜。正常情況下，濾泡和黃體囊腫在下次月經來臨前，就會自行消失，一般來說，功能性囊腫多為良性，不會產生明顯症狀，也不需手術治療。

（但因內部的液體持續累積，使濾泡囊腫或黃體囊腫不斷擴大，當囊腔內的壓力過高時，便會自發性破裂；或是腹部遭受外力撞擊或擠壓，導致囊腫破裂。如排便過度用力、劇烈咳嗽等，都會引起內出血。）

照理說，女性身體能自行排泄掉聚積於卵巢內的液體。然而，從液體聚積的症狀可看出，**排泄速度追趕不上積存速度**。

提升自身的排泄能力很重要。如同前述，排泄基本上只能透過大便、汗水和尿液。**提升排泄力的捷徑是攝取水分**，有些人會選擇喝茶或咖啡，但這兩種因有利尿作用，往往會過度排出身體必要的水分。

為了解決這個問題，可以飲用電解水（離子水）。

妳可以在起床、生理期、入浴前、入浴後、睡前等容易脫水的時候，飲用礦泉水（軟、硬水皆可）、口服脫水補充液（Oral Rehydration Solution）等。

如果妳會介意補充液的味道，可用水稀釋；如果擔心糖分（按：口服脫水補充液含有葡萄糖），也可以加水調整。

礦物質是身體吸收水分的必要存在，所以可以盡量攝取電解水。但不是一口氣補足，而是慢慢增加攝取量就好。

順帶一提，**卵巢囊腫常見於十多歲少女身上。**有些案例是患者以為是肚子痛，結果卻是卵巢囊腫。所以有這種狀況時，千萬別輕忽，可以去婦科做一下檢查。

上述狀況以外的後天性囊腫，大多來自於生活習慣所引發的病症。既然是生活習慣病，就好好檢視自己的生活：如是否太過勉強自己？是否因壓力過大，而暴飲暴食？有沒有獲得充足睡眠……若有，只要調整自己的生活，便能預防及改善了。

4 子宮脫垂放任不管，真的會從陰道掉出來

我在第一章有稍微提到子宮下垂到陰道內的疾病——子宮脫垂。造成子宮脫垂的最大原因，多是來自懷孕期間便祕；子宮內的嬰兒，或者羊水、胎盤等重量；歷經過多次生產使得骨盆處於開啟狀態，支撐子宮的骨盆內韌帶受到不停拉伸，因而導致子宮下垂。

到目前為止，子宮脫垂被視為一種高齡婦女疾病。這是因為邁入更年期後，隨著女性荷爾蒙低落，原本負責拉伸的韌帶組織因而失去彈性，導致子宮隨著重力下垂。

但或許是時代變化，有不少人年紀輕輕，但骨盆底肌群衰弱。而我看診時，

也發現，不曾有過性行為的人也有子宮脫垂。

若**放著子宮脫垂不管，子宮會在妳站立時，從陰道跑出來。**

正常情況下，如果只看全裸後的人體剪影也能分辨出性別，然而完全子宮脫垂（按：整個子宮已經完全掉落到陰道口）的話，子宮跑出來的剪影，則會看似男性的睪丸。

一旦變成完全子宮脫垂，由於子宮再也無法回到原本的位置，所以大多會動手術切除，但手術後一段時間，有可能換腸道受到壓迫，而出現腸子從已縫合的陰道壁跑出來等情況。

雖然可以在陰道內放入一種稱為子宮托（Pessary）的器具，來支撐下垂的子宮，以維持住陰道，但陰道卻會因為腸子受到便祕壓迫而擠出來，這種過程將反覆出現。

不論是子宮脫垂或陰道脫垂，若使用子宮托來支撐，會不方便性愛，因為做愛時必須先自己拔掉子宮托，完事後再自行裝回去。

有些年紀輕的人或許以為這跟自己無關，但事實上，有二十歲出頭的女性因初次生產，就發生完全子宮脫垂，於是裝上子宮托度日。

發生這種狀況，不論妳為了外表的時尚、妝容等方面花了多少心思，脫垂就只會削弱妳的美罷了。

「我已經結婚了，所以沒關係。」、「我都生過小孩了，所以沒差。」真的是這樣嗎？

一旦子宮下垂，之後不論妳做多少骨盆底肌群鍛鍊，都無法讓子宮回到本來的位置。

換句話說，**下垂後才鍛鍊就太遲了**，所以女性必須趁下垂前好好的鍛鍊。

女性不管有沒有生產經驗，若近來有漏尿狀況，就代表陰道已經相當鬆弛。因此早一秒也好，盡快建立起預防觀念。

為了提升妳由內而外散發的自然美，要切實做好陰道訓練，便能治療漏尿症狀，也能預防子宮脫垂。

5 月經期間，最容易感染念珠菌陰道炎

妳知道念珠菌陰道炎（Vulvovaginal Candidiasis）嗎？

念珠菌就是指黴菌，是陰道的微生物群之一。它跟最廣為人知的足癬（香港腳）一樣，都同屬於真菌類。

黴菌大多長在陰冷潮溼的地方。正如黴菌會長在溼氣高的浴廁內，真菌也會長在人體悶溼、陰冷和透氣性差的地方。

基本上，念珠菌陰道炎好發於身體免疫系統失衡時，而且在免疫力下降時，若於質地光滑的內褲上貼護墊、再套上絲襪等衣物，更容易染菌。

其實有很多人會在免疫系統衰弱的月經前和月經期間，因衛生棉造成的悶

溼，而染上念珠菌陰道炎。

除了月經之外，也有些人會在疲勞時或服用抗生素後，染上陰道炎。這是因為抗生素會一併殺死陰道內必要的微生物群，破壞陰道內的平衡而導致感染。真菌類增加而引發炎症，意味著陰道內的平衡，處於「微生物群少於真菌」的狀況。

雖然患有念珠菌陰道炎是問題，但把自己的身體逼到這種地步又置之不理，這樣的問題更大。身體不會莫名染上念珠菌陰道炎。肯定是因為太過勞累或做了什麼，才讓自己患有念珠菌陰道炎。

念珠菌陰道炎是真菌在陰道繁殖，進而引發炎症，且搔癢難耐到無法入睡。

此外，該炎症是一種**會傳染給伴侶**的性傳染病。

敢坦白「因感染念珠菌，所以不能做愛」的話，倒也還好。但有很多女生不想因為拒絕上床而被討厭，或者羞於告訴對方自己有念珠菌陰道炎，而若無其事的和伴侶上床。

如果妳的伴侶免疫力夠強，就不會被傳染，但這樣做真的好嗎？**畢竟伴侶碰**

觸過妳的手、口和性器，都會沾滿黴菌。換句話說，這就像妳讓對方舔拭、撫摸長滿了足癬的腳。

假如妳是對方的話，會怎麼看待這種狀況呢？

罹患糖尿病、服用免疫抑制劑導致免疫力下降的人，也很容易感染念珠菌陰道炎。若是受到舊疾影響而感染，或許還算情有可原。

不過就算情有可原，但把伴侶拖下水又是另一回事了。我認為在罹患念珠菌陰道炎後，卻仍和對方做愛的話，對雙方來說都不是好事。

免疫力下降，代表身體會更容易受到其他疾病感染。畢竟，性傳染病可不只念珠菌陰道炎一種。

為了保護好自己，別錯過身體藉由搔癢發出的信號。

別在對方求歡時，一味順從的予以回應。倘若妳不願意拒絕對方的求歡，為了自己著想，只能想辦法打造不會感染念珠菌陰道炎的身體。

附帶一提，念珠菌也會透過共用毛巾傳染給他人，所以感到搔癢時，請立刻停止共用毛巾。

6 保護自己，也保護妳珍視的人

我想，或許是因為近年來不做避孕措施，就發生性行為的人增加了，導致**性病患者也越來越多**。

性病分成多種，最主要的除了前面提到的念珠菌症之外，還有下列幾種：淋病（Gonorrhea）、人類免疫缺乏病毒（HIV病毒，又稱愛滋病毒）、B型肝炎病毒（HBV）、梅毒、披衣菌感染（Chlamydia infection）、滴蟲性陰道炎（Trichomoniasis）、尖型溼疣（Genital Wart，俗稱菜花）、單純皰疹病毒（Herpes simplex virus，HSV）。

●淋病

這是感染淋菌（Neisseria gonorrhoeae）而引發的疾病。潛伏期為性交後兩天起的幾天後。

男性可能會因尿道炎與疼痛而流膿，但女性卻很難出現這種程度的症狀。因此若不徹底檢查，往往會被視為膀胱炎，進一步引發輸卵管和卵巢發炎，如果演變成骨盆腔炎症，可能會導致不孕。很多案例是因為分泌物惡臭或難治性的膀胱炎，而在接受檢查時才得以發現。

●人類免疫缺乏病毒

感染人類免疫缺乏病毒後，人體會因為免疫力低落而輕易染上各種疾病。從感染到出現症狀的期間，可能長達數年至十年，會透過性行為、血液或母子垂直傳染。

●B型肝炎病毒

會透過血液或體液來傳染。不過就算感染這種病，大多不會出現症狀，但有一部分的人會引發急性或慢性肝炎。

●梅毒

梅毒是因為梅毒螺旋體（Treponema pallidum）透過黏膜或傷口進入體內，而引發的感染症。這種疾病會會讓全身起紅疹，就算是口交或親吻也會傳染。

可藉由驗血來得知是否確診。

如果不是先天性，而是透過緊密接觸而感染梅毒，大多會在染病三週左右發生陰部潰瘍。

由於受到感染的部位周圍也會出現溼疹或潰瘍，所以有些人在最初時，會去皮膚科看診而非婦科檢查，然後因症狀時好時壞，進而導致延誤診斷。

雪上加霜的是，在日本由於這類患者逐漸減少，所以最近光憑眼睛就能做出診斷的醫生也越來越少，有時候因此延誤診斷，這點須多加注意。

順帶一提，這是一種早發現、早接受治療就能痊癒的疾病。

●披衣菌感染

砂眼披衣菌（Chlamydia trachomatis）是一種會引發性器、喉嚨或直腸感染的疾病。由於無症狀的患者很多，所以可能不知不覺傳染給伴侶。

女性會在毫無察覺的情況下，因為輸卵管和卵巢發炎而染上骨盆腔炎症（為砂眼披衣菌的併發症），引發嚴重的沾黏，成為不孕的原因。至於男性的症狀，則可能出現排尿痛和流膿現象。

另外近來「陰道內的披衣菌檢驗結果是陰性或轉為陰性，喉嚨卻受感染」的人越來越多。

想必是因為不少人在發生性行為時有戴套，但口交時卻不戴套。

其實喉嚨感染遠比陰道感染更難治療。如果想檢查得徹底一點，不要只做分泌物檢查，還可以選擇驗血來檢查抗體。

●滴蟲性陰道炎

這是一種滴蟲寄生在陰道內而引起的感染症。不僅會透過性行為，也會藉由感染者使用過的毛巾、便器或浴缸等來傳染。症狀是散發惡臭的分泌物量會增加，而身陷嚴重搔癢。

●尖型溼疣

人類乳突病毒（Human papilloma virus，HPV）的第六、一一型，是一種不論男女，都會從外生殖器到肛門長出很多菜花狀溼疣的疾病。雖然不痛不癢，但外觀奇形怪狀。不同於造成子宮頸癌的HPV型別。

附帶一提，引發子宮頸癌的HPV型別，以第一六、一八型為主。只不過，歸類為高風險的卻是第三一、三三、三五、三九、四五、五一、五六、五八、五九、六六、六八型。

由於菜花能透過產道傳染給嬰兒，所以如果沒在懷孕期間解決溼疣，可能需要進行剖腹產。

●單純皰疹病毒

這是一種因感染單純疱疹病毒Ⅰ型（HSV－1）或是Ⅱ型（HSV－2）而生的疾病。感染後，會在外陰部、陰道或肛門等部位長出許多水泡或潰瘍，大多因為劇痛而發現。

一旦症狀惡化，患者可能會因發燒、鼠蹊部淋巴結腫大、劇烈疼痛而住院。有些案例是因為患者碰觸自己的口腔皰疹後，又觸摸陰道和外陰部而自行感染，也有些案例是因為口交或舔陰而傳染。

雖然上述疾病統稱性傳染病，但感染源不限於陰道性交，也能透過接吻、口交、毛巾、廁所或浴缸等途徑傳染，因此保險套並非萬全的預防手段。

但**與人上床前，戴上保險套**是最基本要做到的事。

當然除了避孕外，戴上保險套也是為了不讓非預期懷孕對雙方造成傷害。

有不少女生會擔心，若要求伴侶戴套會被嫌棄，但若妳不提出要求，任由對方不戴套的話，萬一感染性病，後悔也來不及了。

話說回來，妳願意和那種會拒絕戴套、不肯好好珍惜妳的人交往下去嗎？對方性愛時的感受好不好固然重要，但不論如何，都沒有比雙方健康、性命或未來的孩子更重要。

日本之前有個宣導HIV的車廂吊牌廣告，上面寫道：**「妳認識男友的前女友的前男友嗎？」**

該廣告內容是，當事人因為跟現任男友發生關係，而得了性病。當事人以為性病是來自男友，但男友可能是被他的前女友傳染，而那位前女友說不定也是被前男友傳染的受害者。

「我的伴侶沒問題」、「是我喜歡上的人，所以沒關係」，我明白女性會想這麼認定的心情，但心情和現實是兩碼子的事。

如果是分手後才發現自己得了性病，這當中究竟有多少人會聯絡前伴侶告知自己得性病？由於很多性病不會出現症狀，所以實際上很難釐清到底是什麼時候被誰傳染的。

不論妳有多信任伴侶，妳也很難弄清楚對方遇上自己之前的狀況。因此，為了保護自己和深愛的人，我建議**定期去做性病檢查會比較安心**。

事實上，也有女性因為感染披衣菌而無法自然受孕，明明懷第一胎前做的產前檢查，披衣菌檢驗是陰性，但懷第二胎前做的產前檢查卻莫名變成陽性，這種情況可說見怪不怪。

定期做性病檢查，是為了照顧好自己、孩子、家人和伴侶，以及安心的享受人生。畢竟，能夠保護自己和未來的，除了自己別無他人。

保護自己，最終也能幫助妳保護珍視的人。

首先最重要的就從定期去做性病檢查，以及要求對象戴上保險套開始。

女醫生的私密門診

- 避免子宮肌瘤和卵巢囊腫，血流順暢和提升排泄力很重要。
- 子宮內膜異位症能靠自我照護來改善。
- 提升排泄能力的捷徑，在於攝取充足的水分。
- 自我照護法有助於預防子宮脫垂和陰道下垂。

第五章

九招自我照護法，讓妳性福健康

我的上一本著作《靠自己治癒子宮內膜異位症》（暫譯，臺灣未代理），雖然有幸博得各方好評，但同時也在社群網路上引起軒然大波。

許多人對於「靠自己治癒」很有意見。他們反駁：「醫學上明明表示子宮內膜異位症治不好，妳竟然主張可以靠自己治癒，這是什麼意思？」

話說回來，每個人對於治癒的定義應該都不太一樣。

治癒並不僅限於消除疾病病灶，也能指改善症狀。而後者才是一般人認知的治癒。舉例來說，當感冒好轉時，我們說：「感冒好了。」但事實上可能只是症狀沒了，而病毒殘留體內的可能性還是很大。

由此可知，就算沒有徹底痊癒，正常情況下，大多數人還是會用「治癒」來表現。

在社群上引發爭議時，有人指責我「豈有此理」，但實際上確實發生一些豈有此理的事情——有不少患者實踐自我照護法後，回饋了許多連我自己都驚訝不已的好消息：

「身體一整天都很暖和。」
「月經前，再也不會頭痛和腰痛了。」
「再也不必因為經痛，吃避孕藥或止痛藥了。」
「出血量明顯減少。」
「就算不服用荷爾蒙藥物，月經也會自己來了。」
「我能控制經血流量了。」
「用力打噴嚏也不會漏尿。」
「泡澡後，從陰道流出的水量減少了。」
「便祕和腹瀉症狀好轉了。」
「我只做了陰道訓練，就瘦了五公斤。」
「腰圍瘦了三公分。」
「皮膚變光滑了。」
「提高敏感度後，更能享受性愛的快樂了。」
「陰道變得柔韌，不再有性交痛了。」

「另一半主動邀請的次數增加了。」

「我居然自然懷孕了！」

上述只是我得到的一部分回饋，毫無誇大之處。如果只做普通的治療，根本不可能收到這麼多感想，所以我完全不介意網路上那些爭議。

接下來要介紹的自我照護法，全部都是我因為經痛和經血過多而煩惱，於是費盡心思設想出來的方法。

在我二十多歲前，每逢生理期，一天得吃四至五次止痛藥才能工作；夜用型衛生棉若不一、兩個小時替換一次，就會側漏；而且流出如同雞肝般十公分大小的血塊，過去的我對此也是見怪不怪。

本章介紹的自我照護法，不只讓我擺脫了經痛、出血量也恢復正常，甚至不必吃止痛藥，也能舒暢的度過生理期。既不用定期往返醫院，也無須服藥來治療症狀。

而且由於我最近能完美的控制經血，所以連布衛生棉都能不用了。我的陰道改善到這種程度。

只要妳能將這些自我照護法做到位，就更容易讓身體保持暖和狀態，不再輕易受寒。

所有自我照護法都能在一分鐘完成。妳可以決定星期一做陰道訓練、星期二做胸鎖乳突肌放鬆操等，根據週間順序來安排。或者，也能配合生活作息來安排，如早上做乳房放鬆操、泡澡時做會陰按摩、睡前做橫膈膜按摩等。

如果真的沒時間就不要勉強，能做的時候就試著持續下去。

以陰道訓練來說，不論是電車上、看電視時，甚至開無聊會議時都能做。

重點在於，用心的一點一滴持續做下去，那怕每天只做一點點也好。

因為自我看護法不花錢也不傷荷包，不僅能帶來健康，還能保持積極心態，簡直好處說不完。做多少必定能得到相應的成果，請抱持期待持續下去。

1 陰道訓練，遠離漏尿

這是一種強化陰道肌肉的訓練。

陰道訓練活動到的肌肉，僅占全身肌肉的一小部分，但它卻能全面性的鍛鍊整個陰道的黏膜、肌肉和組織等，且訓練效果十分顯著。

雖然是很樸實的訓練，但只要持續下去，就能改善陰道和子宮的受寒狀況、消解子宮方面的問題、學會控制經血、不再漏尿、瘦身，甚至容易溼潤等，為妳帶來無盡好處。

不過在進行陰道訓練之前，我先說明一下肌肉的構造。

會陰有環繞尿道的尿道括約肌（控制排尿的肌肉）、環繞陰道的陰道括約肌

（控制排出經血的肌肉），以及環繞肛門的肛門括約肌（控制排便的肌肉）。

陰道訓練最想活動的正是陰道括約肌。

一般的陰道訓練，以縮緊肛門、尿道為主。確實，由於這兩部分的肌肉呈8字狀連結起來，所以只要活動其中一塊就能帶動另一塊活動，但光是這樣還不足以活動陰道括約肌。

想鍛鍊陰道括約肌，首先要認識自己的這塊肌肉在哪裡。

陰道訓練的做法見下頁圖，藉由辨認自己的陰道括約肌的位置，然後邊意識這塊肌肉邊訓練，就能鍛鍊到這塊肌肉了。

大約一個月左右，妳就能有意識的活動半個會陰部；約莫三個月，便能全面活動從肛門到尿道的陰道括約肌了。

剛開始，只要想到再訓練，在不給自己帶來負擔的情況下進行即可。稍微上手後，慢慢增加訓練次數並持續下去。

■ 陰道訓練

1. 用力收緊肛門，尋找肛門與會陰之間的 I 線一帶，有沒有突然一動。

2. 在第一步有感受一動一動後，反覆用力收緊肛門數次，從肛門到尿道括約肌，有意識的慢慢增加感受範圍，從 I 線 → V 線 → O 線來逐漸擴展。

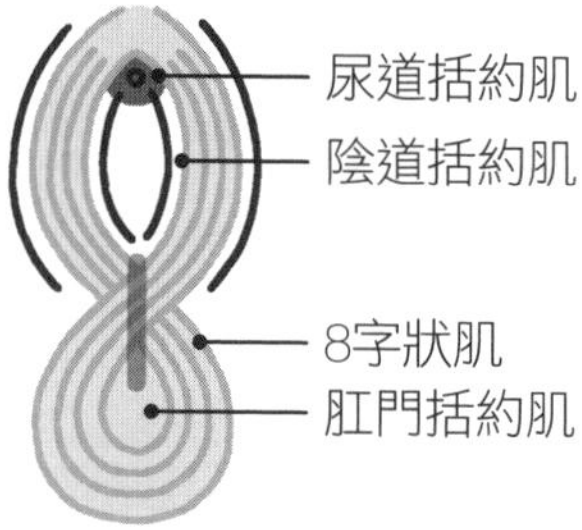

I 線

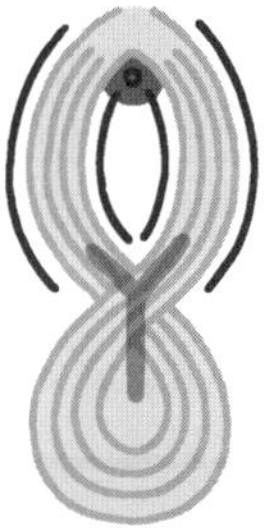
V 線

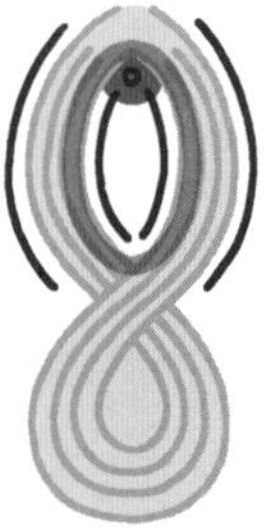
O 線

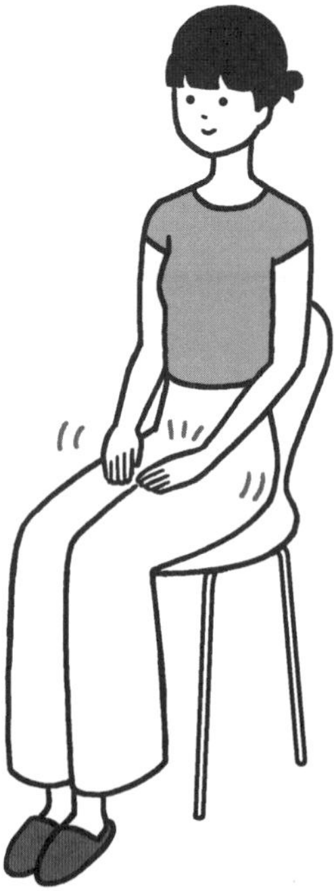

2 會陰按摩，改善血瘀

下面幾種情況下做會陰按摩會很有效果：想改善外陰部鬆弛、維持活力；陰道訓練做過頭，導致肌肉痠痛、會陰部沉重；生理期前會陰部一帶感到疼痛時。當然，單做按摩也有助於陰道祛寒。

正如第一章提過的，做私密處除毛時，若連毛囊一起剔除，會因為該部位不再有血液流動，使皮膚變得鬆弛乾燥。在這種情況下，就很適合做會陰按摩。做法如下頁圖。

在東洋醫學中，有一條稱為「任脈」的經絡，除了能改善氣滯和血瘀，也能治療經痛、不孕症、分泌物異常等女性特有症狀，而任脈的起點即為會陰部。

■ **會陰按摩**

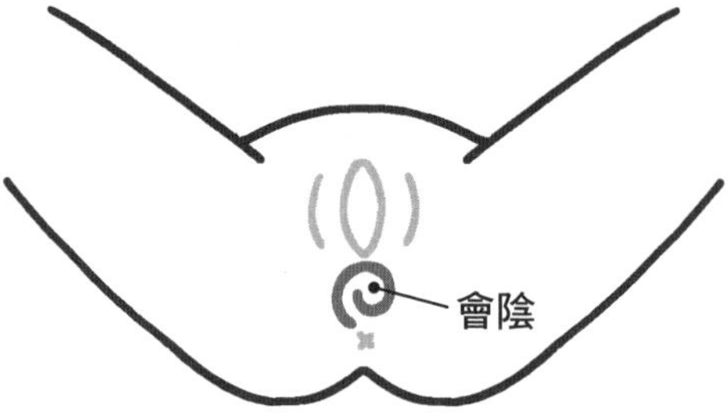

將食指到小指的四根手指放在會陰部上，如同畫圓圈般輕柔的按摩。

換句話說，**按壓會陰部的穴道可以活化任脈**。

雖說是按摩，不過會陰部穴道可不是什麼能輕易讓別人按壓的部位。但只要做會陰按摩就能刺激這個穴道，所以妳不妨隔著衣服或趁著泡澡時進行即可。

3 陰道按摩，胯下變得有彈性

陰道按摩的做法如下圖。

如果妳長期欠缺性生活，又不做陰道照護，陰道便會因此萎縮、變小。此外，也會因為僵硬和失去彈性，而阻礙血液流動，導致陰道和子宮受寒。若在這種狀態下發生性關係，也可能大幅加深性交痛。

而陰道按摩，能軟化陰道口和陰道

■ 陰道按摩

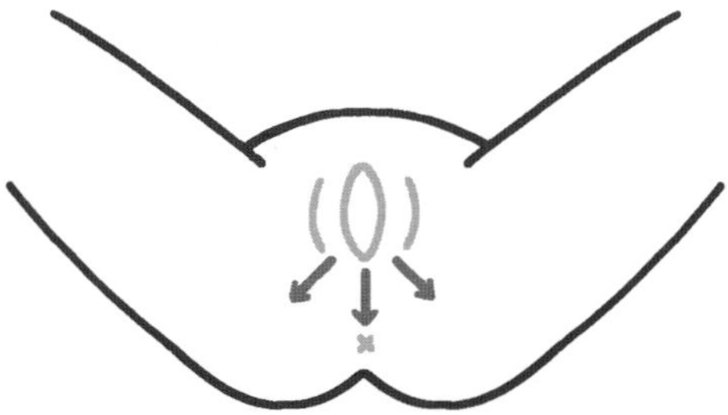

把小指放入陰道，從五點鐘方向到六點鐘方向，然後再往七點鐘方向，以擴張入口的方式移動手指。

內的肌肉，讓這裡變得充滿彈性和溫暖

我建議讀者可以趁洗澡時做，跟會陰按摩一起進行也不錯。

4 骨盆伸展操，骨盆順了全身就放鬆

骨盆伸展操是一種藉由活動骨盆，來改善血流的訓練。和陰道訓練一併進行，能大幅提升成效。

雖然活動的是骨盆，但骨盆伸展操卻能舒展、放鬆從腳踝到肩膀的全身肌肉，是一種全身運動。而血液循環全身的同時，也順利輸送了氧氣和養分。

更甚者，活動骨盆也能溫暖腸胃，當腸胃運作良好也能提升免疫機能，進而調整、改善陰道和子宮的狀態。

最終子宮的收縮會更順暢，經血過量和經痛也能因此好轉。由於血液循環轉好，不只改善貧血症狀，連下半身的血流都暢行無阻，也能**改善更年期特有的潮**

紅和受寒症狀。

藉由這套方法，也能改善骨盆歪斜狀況，讓骨盆回到本來的位置。

女性在月經開始前，因為骨盆張開而容易腰痛，但**伸展操能流暢的張開骨盆，而減輕腰痛**。

一旦骨盆伸展操改善了血流，陰道會更容易溼潤、豐挺，進而提高性交時的敏感度。更別說還能幫妳打造小蠻腰，而且就算妳長時間沒穿衣服，雙腳也不容易變冷。

此外，還能減少有關分泌物的煩惱，不用再擔心氣味問題，臀部上的粉刺也會漸漸消失。

骨盆伸展操能坐著或躺著做，以妳容易進行的方法即可，做法見下頁及二一二頁圖。

如果左右兩邊拉伸的容易度有落差的話，較難拉伸的那一邊有可能是骨盆歪斜。這種情況下，要一面留意腰痛，一面增加難拉伸那一邊的活動次數。

坐式骨盆伸展操2（見二一二頁圖）的重點，在於只能上抬骨盆。如果妳試

■ 骨盆伸展操

坐式骨盆伸展操 1

1. 背脊挺直、膝蓋彎成直角的坐在椅子上。兩腿併攏、雙腳腳底完全貼在地上，貼緊雙腳的內側腳踝和內側膝蓋。

2. 以腳後跟貼在地上，前後摩擦膝蓋，同時留意不要讓肩膀跟著動。

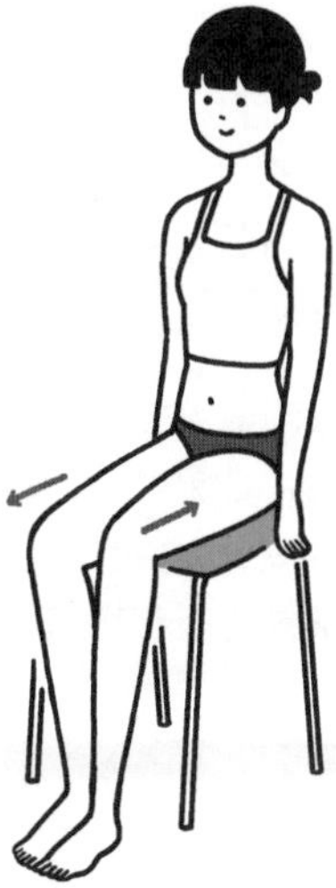

躺式骨盆伸展操

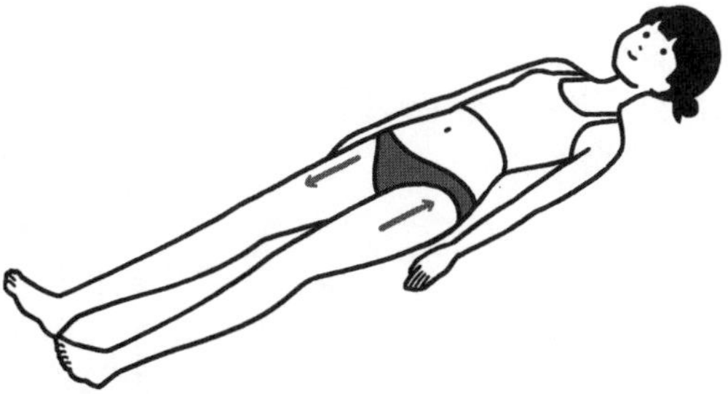

全身仰躺，留意讓肩膀維持固定不動，以「右側骨盆往頭部移動、左側骨盆往頭部移動」的感覺，交替活動雙腳。

坐式骨盆伸展操 2

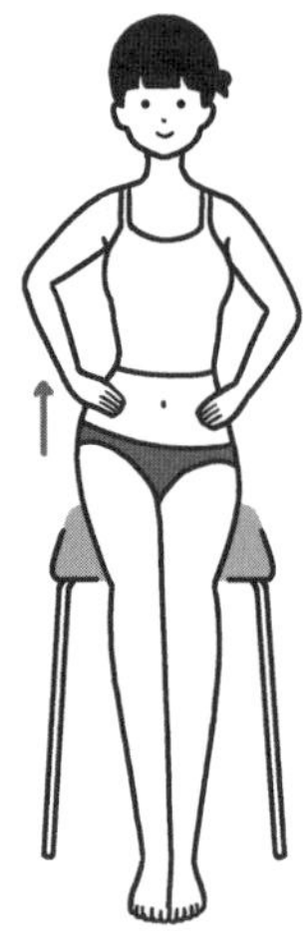

1. 背脊挺直、膝蓋彎成直角的坐在椅子上。整個腳底貼在地面上，兩腿併攏、雙腳內側和雙膝內側貼緊。
2. 腳後跟維持著地狀態，然後骨盆的左側和右側交替上抬。這時僅有骨盆能動，要注意別讓背部跟著左右搖擺。

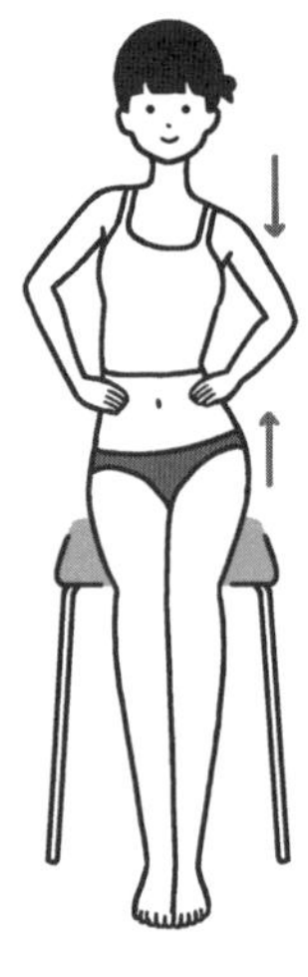

3. 熟練後，就反覆交替進行「左肩往下的同時，左邊骨盆往上抬；右肩往下的同時，右邊骨盆往上抬」的動作。

圖用身體的力量來抬起骨盆，效果會因此減半，這點還請多加留意；我建議在休息前進行躺式骨盆伸展操。

就寢前做骨盆伸展操，能舒緩骨盆周圍的肌肉，入睡期間身體就能順利的進行骨盆矯正作業。

不過，要注意，不論哪一種伸展操，都不要做過頭，否則會引發肌肉痛。

5 肩胛骨放鬆操，提升新陳代謝

接下來要介紹上半身的自我照護法。

有些人看到這裡，會困惑的想：「為什麼打造好陰道，需要動到上半身？」由於上半身有很多淋巴結，所以若這裡堵住，會很難提升身體的排泄能力。

肩胛骨放鬆操，能藉由活動肩胛骨周邊肌肉，來改善血流，做法見下頁圖。

平常負責轉動手腕、上下活動肩膀的肩胛骨上面，其實附著了很多肌肉。若長期不鍛鍊這些肌肉，加上維持駝背等姿勢的話，肌肉會僵硬而失去彈性，淋巴結和血流狀況也跟著惡化、代謝物積累、身體受寒。

所以，不妨利用放鬆操來舒緩肌肉，讓肩胛骨和肋骨恢復本來的狀態，使身

■ 肩胛骨放鬆操

❶ 手肘彎曲、左右肩膀分別以不會疼痛的程度向後轉動。如果某一邊轉動較困難，就多轉幾次。

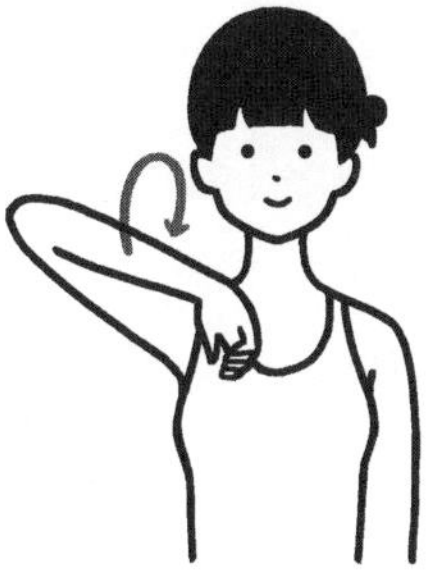

❷ 兩邊手臂同時向後轉動，在肩膀能上抬的最高處停下動作。

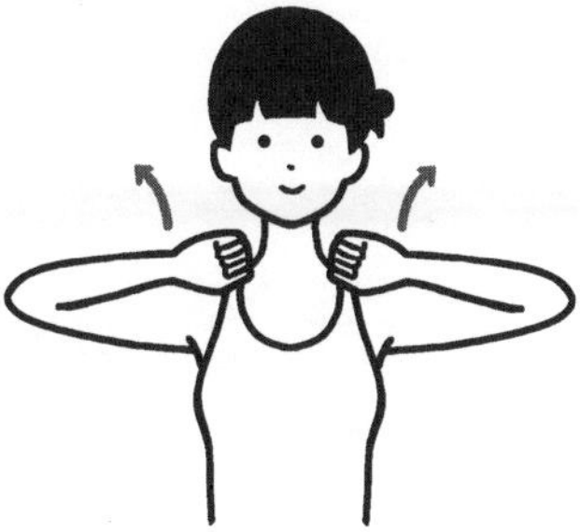

❸ 維持上述狀態，內縮肩胛骨直到極限為止，然後一次放下肩膀，兩臂慢慢轉動約三至五次。

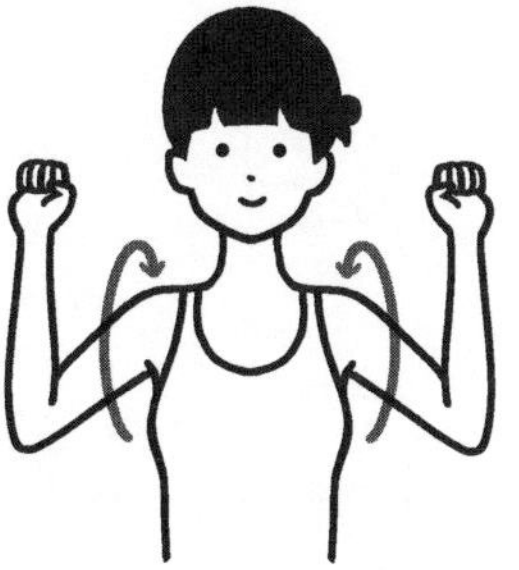

體肌肉放鬆下來。

做了之後能溫暖全身，也能緩解肩膀僵硬。

當妳感到全身發冷，或在辦公桌前維持同一個姿勢太久時，就可以做這個伸展操。

重點在於，確實內縮肩胛骨後，放下肩膀再接著轉動。在不造成肩膀疼痛的範圍內一點一點的進行。

如此一來，便能提高新陳代謝力、排泄力，身體也會更放鬆。

6 胸鎖乳突肌放鬆操，強化子宮力

胸鎖乳突肌是一條斜著通過頸部側面的帶狀肌肉，會在頸部彎曲或旋轉時發揮作用。這塊肌肉本來是突出於側頸，且顯而易見，若總是保持相同姿勢看電腦或手機，會因為與頸部肌肉產生沾黏，而變得難以發現。

胸鎖乳突肌，別名性感頸線，由於這塊突出的肌肉看起來很性感，所以有不少明星會訓練這塊肌肉。我很推薦想讓外觀更有魅力的人做這套自我照護法。

由於淋巴系統通過胸鎖骨突肌附近，所以鍛鍊此處，能幫助代謝物順利經過，也有助於**消解頭痛**、**頸肩僵硬**、**臉部下垂浮腫**、**腦疲勞（頭皮僵硬）**等狀況。做法如下頁、二一九頁圖。

■ 胸鎖乳突肌放鬆操

1 用手指按壓搓揉位於後頸的天柱穴和風池穴。

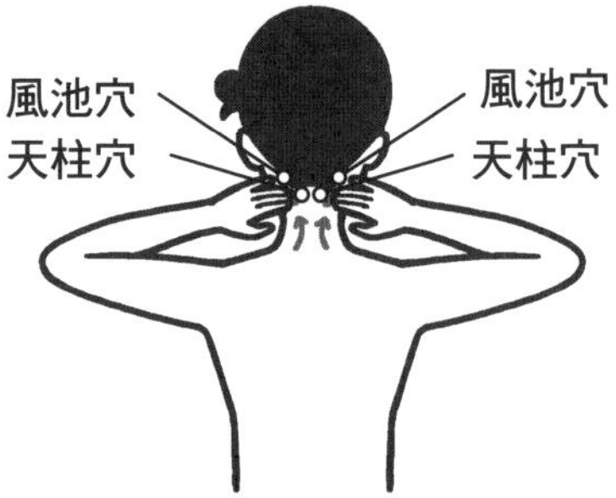

2 頸部向後仰，用手指捏住鬆弛的頸部肌肉，輕輕的搖動。

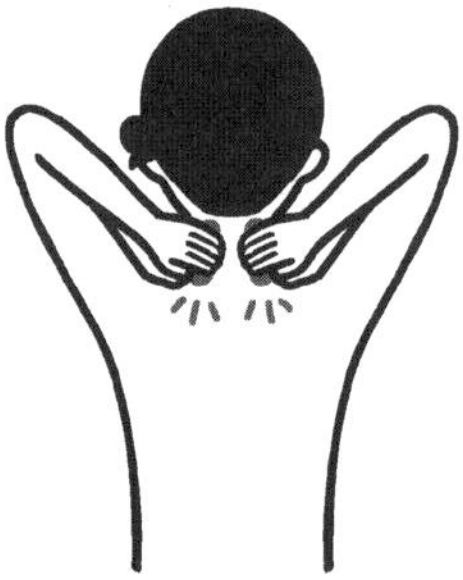

3 捏住位於背部的頸部肌肉，輕柔的搖動。

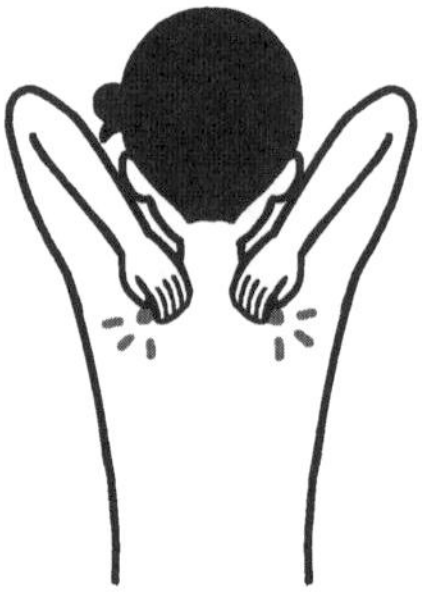

4 左頸和右頸分別以拇指和食指捏住胸鎖乳突肌，邊拉邊搖。

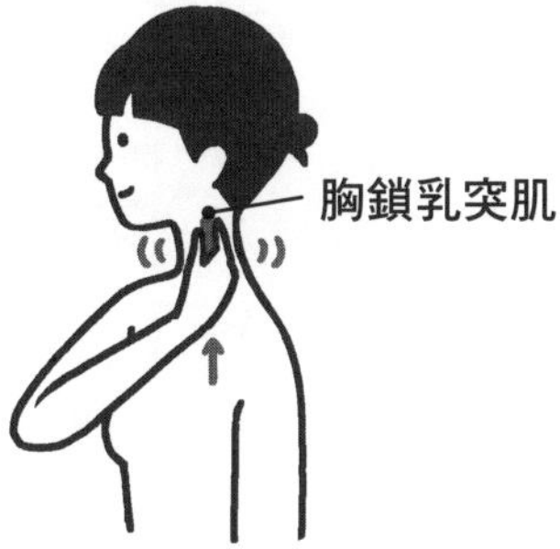

5 邊吐氣邊用拇指按壓鎖骨上方的凹陷處。

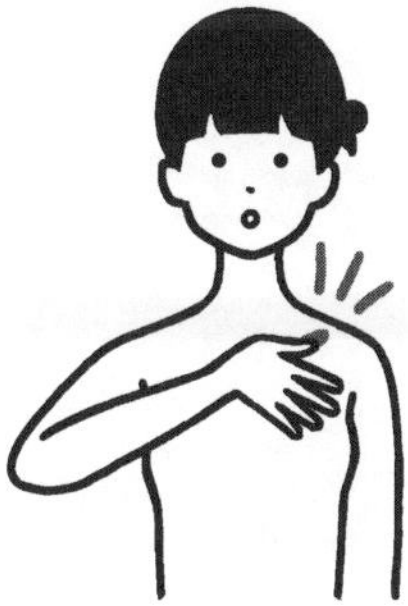

6 用食指左右揉動鎖骨下方，刺激淋巴流動。

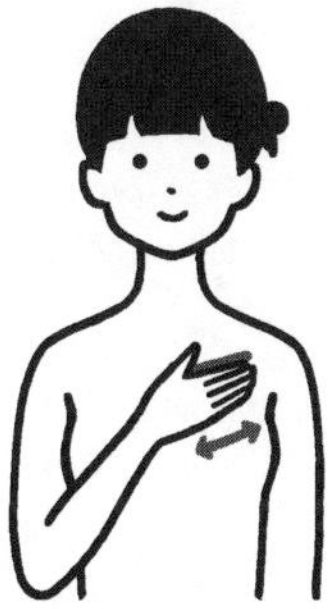

淋巴管不像血管有瓣膜來促成血液流動的機制，所以唯有透過肌肉的活動和鍛鍊，才能改善流動。換句話說，**強化肌肉**就能改善淋巴管的流動，也**能促成全身的代謝物排出，進而改善陰道和子宮的狀態**。

請在做下半身照護時，一併進行看看。

7 乳房放鬆操，消解淋巴結阻塞

人體內有遍布全身的淋巴管，其中由淋巴液負責運送代謝物。一路回收代謝物的淋巴液，最後會將之集中到頸部與鎖骨下方、腋下、胸部周圍等有淋巴結的位置，接著透過靜脈血管傳送，最終以汗水、尿液和大便形式排出體外。

前面有提到，生理期前的乳房會發脹變痛，就是因為受到無法排泄的代謝物阻塞所致。為了解除這種狀況，必須鬆開胸肌和乳腺之間的組織，讓乳房周邊的淋巴液與血液的流動更加順暢。

只要做乳房放鬆操，就能暖和上半身、全身血流順暢，也**有助於提升免疫力**

與排泄力。做法如下頁至二二五圖。

提到「調整陰道和子宮的狀態」大多時候只會想到下半身，不過**改善上半身的體液流動同樣重要**。

有的人做了乳房放鬆操後會感到噁心、胃部不適，這是因為代謝物一口氣由下往上流動所致；也可能是阻塞住的部位感到疼痛，所以最好同時搭配陰道訓練和骨盆伸展操，來加強排泄。

此外，為了避免好不容易從骨盆內浮上來的代謝物逆流回去，務必持續進行乳房放鬆操、胸鎖乳突肌放鬆操、肩胛骨放鬆操等針對上半身的自我照護法。阻塞程度越嚴重的人，越容易出現噁心、頭痛、胃部不適、乳房和肩胛骨周圍疼痛、情緒不安定等症狀，所以我建議不要做過頭。

位於胸罩下方鋼圈位置的肌肉跟組織很難剝離（按：表皮組織、覆蓋物或血管內膜等的片狀脫落），但若剝離得太急躁，就會產生段差使胸部增厚。

如果胸大肌和乳腺組織沾黏起來的話，剝離時或許會感到疼痛。

因此，做完肩胛骨放鬆操後，再接著做乳房放鬆操會比較不痛。另外，我也

■ 乳房放鬆操

❶ 用拇指沿著胸罩的鋼圈按壓，在乳房周圍慢慢往乳房內側移動，藉此放鬆乳腺（用右手拇指放鬆左乳內側、用左手拇指放鬆右乳內側，會比較容易進行）。

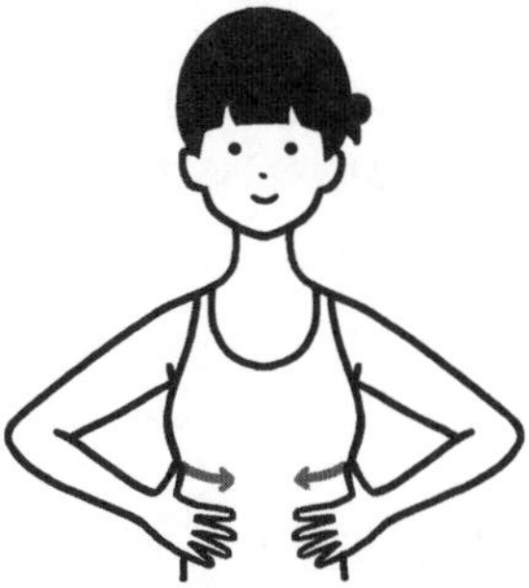

❷ 兩手輕握，沿著胸罩的鋼圈形狀輕輕移動三至五次，代謝物會因此流動。

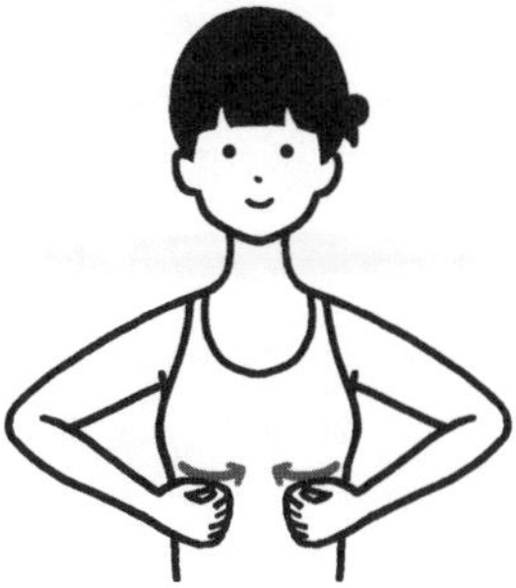

❸ 將手指張成耙子狀，沿著胸罩的鋼圈，把乳房從胸大肌往內拉。

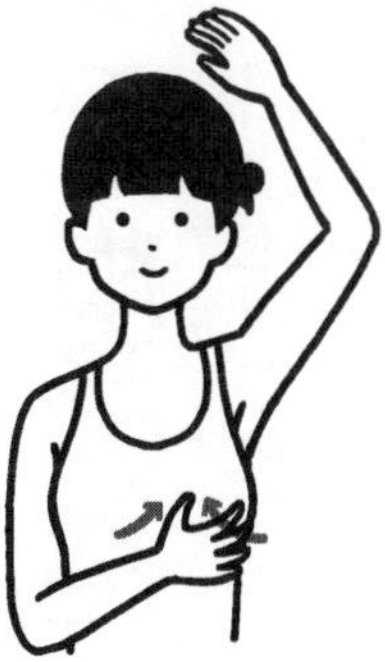

4 握起拳頭，在鎖骨下方轉壓三至五秒來鬆動該部位。

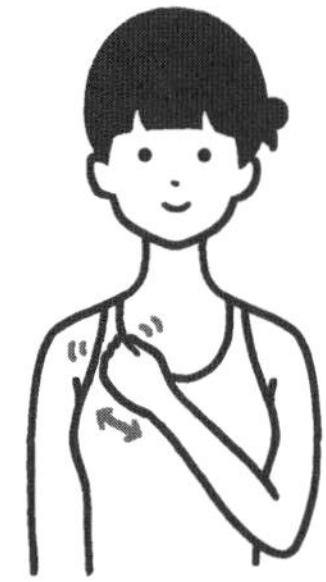

5 從下方使勁抓住腋下，用力擠壓約三至五秒。

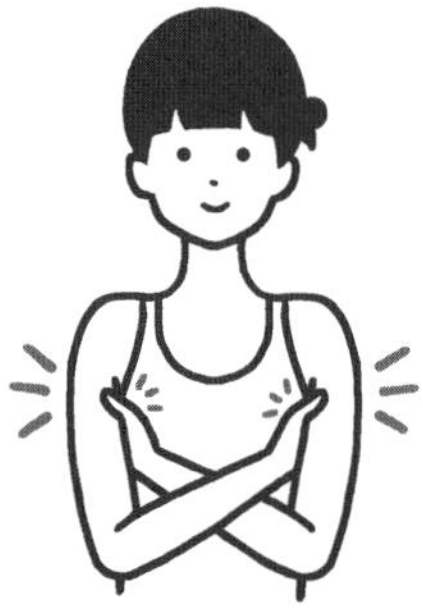

6 舉起單隻手臂，捏住位於腋下前方凹陷處的肌肉，搖動三至五秒。左右臂交替進行。

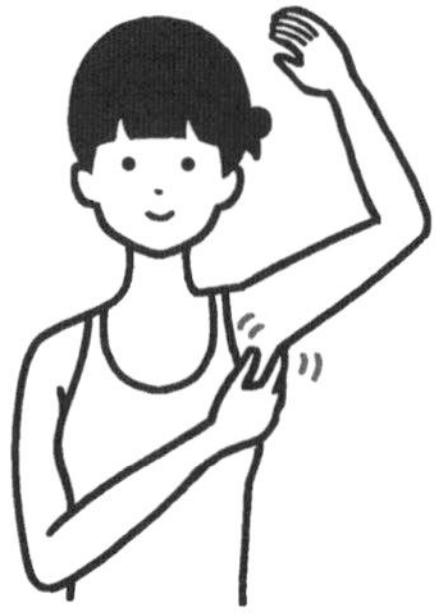

7. 用一手托起乳房，另一手則握拳，按壓下胸圍和乳溝約三至五秒。

8. 雙手握拳，慢慢的從腋下到胸部下方，像是把乳房由外往內收攏般，輕輕的按壓鬆動約三至五秒。

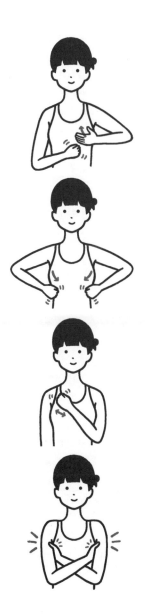

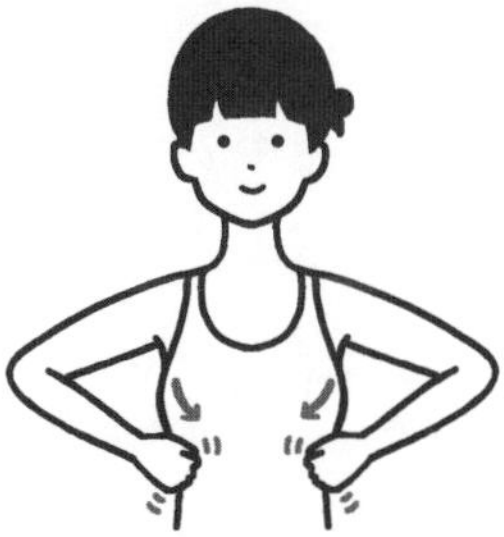

9. 重複第四個動作，握拳按壓鬆動鎖骨下方。

10. 重複第五個動作，好好擠壓腋下，促進淋巴液流動。

建議在洗澡時或洗完澡後，趁著身體還溫暖的時候做比較好。

至於在辦公桌前長時間維持相同坐姿的人，不妨利用上洗手間等空檔，按摩舒緩乳房周圍部位。

這樣就能消解淋巴結阻塞問題，並讓身體感覺更輕盈。

8 橫膈膜按摩，晚上睡得更香甜

橫膈膜為分隔胸部（胸腔）以及腹部（腹腔）的薄膜狀肌肉，位於肋骨的下緣處。

我們在呼吸時，橫膈膜會隨著吸氣下降、吐氣上升而活動。然而，倘若橫膈膜因壓力等原因而僵硬時，肺部會難以擴張，而引發呼吸短促、睡眠短淺等不適症狀。

另外，與橫膈膜相接的胸膜也會變得僵硬，進而導致與之相關的肩膀疼痛。

由於橫膈膜也與腹膜相接，所以動過腹部手術，如剖腹產、腸胃消化道手術、泌尿道手術、子宮和卵巢相關手術、腹腔鏡手術等，肚子曾被切開過的人，因為撕裂部位有用線縫過的關係，導致腹膜彈性不佳，橫膈膜也會因此僵化。

更甚者，吃太多，會讓腹膜因拉扯而僵化，橫膈膜也跟著變硬，導致肩膀僵硬和背痛。

這時不妨善用自我照護法，來鬆動橫膈膜。

在**睡前進行橫膈膜按摩**（見下頁圖），**很有效**。光是在睡前舒緩這個部位，就能改善睡眠品質，睡得更香甜。

不過，橫膈膜在正常情況下，可以壓入直到手指第一關節的程度；但要是橫膈膜僵化了，光是輕壓一下都可能會很不舒服。若是如此，改用手指甲輕輕按壓肋骨底部即可。

由於做太多可能會有反效果，所以每天持續做一點就夠了。

■ 橫膈膜按摩的做法

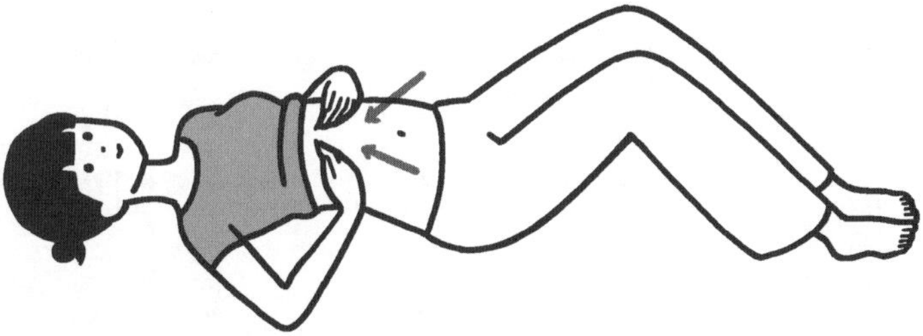

① 仰躺後彎起膝蓋，用食指到小指的四根手指，壓入肋骨底部。

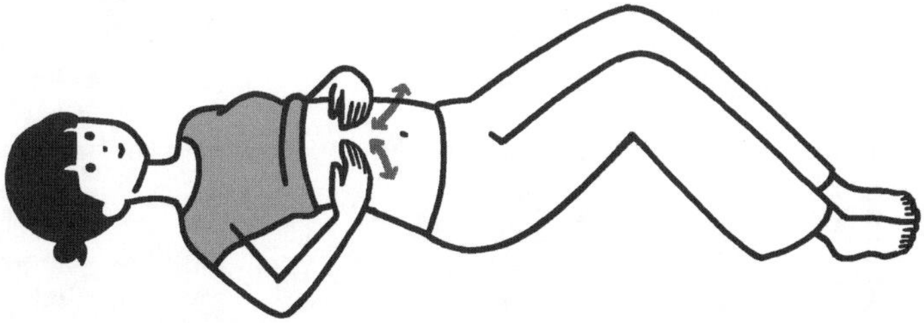

② 沿著肋骨，舒緩橫膈膜。

9 胯下暖暖墊，寒氣從此不上門

這是一種用暖暖包來溫暖胯下（會陰）的方法。

只要有一條棉麻製的薄手帕和暖暖包，任誰都能簡單製作（作法見下頁圖）。妳可以用較舊一點的手帕，或是別人送來但用不上的手帕。

不過，上廁所時要小心別讓胯下暖暖墊掉到地上。

由於胯下暖暖墊能直接溫暖受寒的陰道，順帶溫暖流向子宮、卵巢和腸道等處的血液，所以能常保身體處於溫暖狀態。

除了有經痛和經血過量的人可以利用這個方法外，我也很推薦「雖然不在意搔癢或氣味，但分泌物過多到不用護墊就很不安」的人使用胯下暖暖墊。

■ 胯下暖暖墊的作法

1 展開整條手帕，參考插圖的位置，貼上一次性的黏貼式暖暖包（迷你尺寸）。

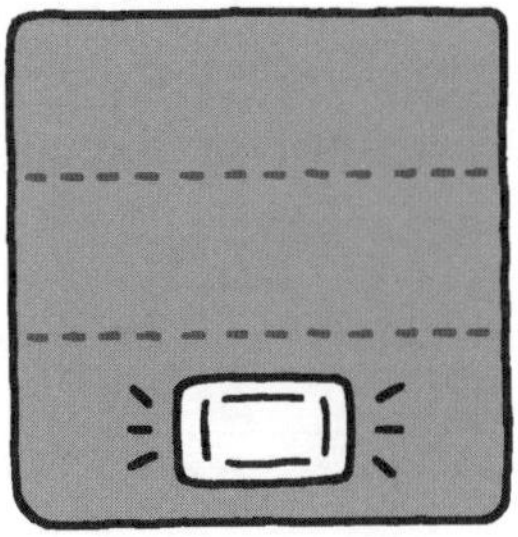

2 將手帕三折，包住一次性的暖暖包。

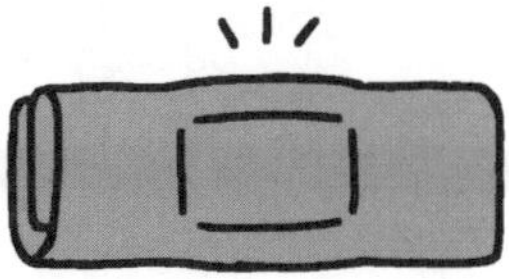

3 將完成的胯下暖暖墊，夾放在內褲和褲子之間。

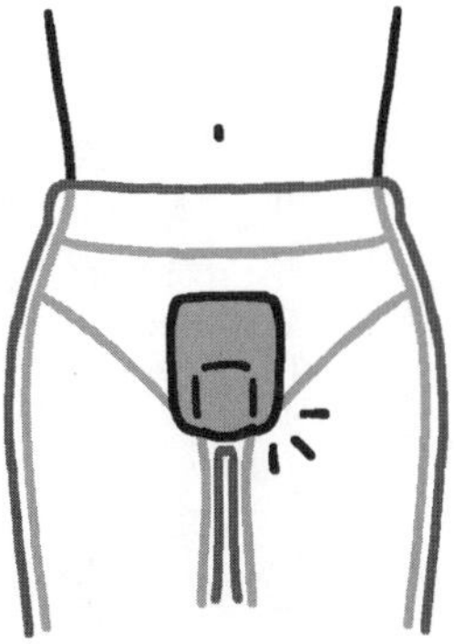

不過，同時使用護墊和胯下暖暖墊並非好主意，因為這樣會造成胯下悶溼。與其如此，不如勤快替換棉質內褲，搭配布衛生棉的同時使用胯下暖暖墊。

月經期間若用胯下暖暖墊來保暖的話，衛生棉內負責吸收經血的吸水性聚合物，就會從「保冷劑」變成祛寒的「保溫劑」。

若擔心悶熱和味道的話，只要待在家中時再使用暖暖墊即可。

當陰道受寒時，使用胯下暖暖墊會讓妳感到很舒服。

但是當妳進行陰道訓練和骨盆伸展操，能靠一己之力保持陰道溫暖時，胯下暖暖墊會開始讓妳感到過熱，這時要把它拿掉；或當妳感到很熱時，可將胯下暖暖墊拉往臀部，當成「薦骨暖暖墊」使用。

如果這麼做還是感到熱，就從手帕中取出貼式暖暖包，改成貼在腰間或乾脆扔掉。但請特別留意不要貼著入睡，否則可能會有低溫燙傷的危險。

另一方面，有異位性皮膚炎、臉部通紅或熱潮紅這類更年期障礙的人，若突然溫暖子宮，要特別注意，這樣做反而可能使症狀暫時惡化。

女醫生的私密門診

- 陰道訓練、骨盆伸展操、胯下暖暖墊，利用多種方法來改善體質。
- 配合自己的生活型態，來決定做自我看護法的時間。
- 即使每天只做一點點自我看護也可以，重點是持續做下去。
- 做多少就會有多少效果出現，在妳享受身體變化的同時，持續自我看護！

後記

陰道健康了，人生變美好

我每天幫許多前來駒形醫院的女性看診，她們為了不孕症、罹患婦女疾病而煩惱，甚至因為性交痛導致無性生活。

想為這些人提供有用的建議，我最終想到的方法就是寫下這本書。

我在書中不斷強調的，就是陰道受寒。

當然，為了徹底袪寒，必須增加循環全身的血流量，但這麼做會花上不少時間，而女性至今流失的血液已經太多了。

但若因要花很多時間才能補回來，就乾脆什麼也不做，只會進一步影響妳的身體。所以，為了自己，要做能力所及的事情。

而本書就是我當初不停追尋「我能為自己做什麼？」的成果。

想增加血液，必須調整腸胃。然而，為了調整、溫暖腸胃，並非只要關注腸胃就好了，如果沒做到溫暖全身，最後還是會讓陰道受寒。

為了暖和受寒的陰道，我認為唯有使用胯下暖暖墊直接溫暖陰道，或者透過陰道訓練等自我照護法，來增加肌肉，藉由肌肉本身的力量來發熱才行。

關於自我照護最重要的關鍵，就是堅持，否則絕對改善不了陰道的狀態。

人人都偏好尋求輕鬆、方便的生活，但如今妳的身體狀況就是只追求輕鬆方便，所造成的結果。如果妳真心想改善陰道，那些對目前的妳來說，越是困難、麻煩的事情，才越值得去做。

為此妳需要投入耐心和時間。

正因為投入了，所以當妳**不再經痛、原本過多的經量減少、生理期間也能正常生活**時，妳肯定會很開心、有成就感。

光是能讓自己的身體重生，就很厲害了，更別說還能改善與伴侶的溝通、享受魚水之歡。由此看來，**改善陰道狀況，是足以改變人生的大事**。

在法國，女性迎接初經後似乎會定期到婦科看診。

我認為降低婦科看診門檻的環境，是提升陰道狀況和容易懷孕的第一步。以我的立場來說，是告訴年輕女性如何打造一副不容易經痛、經血過量、子宮內膜異位症和子宮肌瘤的身體。**如果女性平常很清楚陰道和子宮狀況的話，必定會更珍惜自己的身體**，而非等到生病才到婦科看診。

從這層意義上來看，我希望到婦科看診一事，能變得更加平易近人。

然而，日本的醫療保險僅限於病療，所以除非患者有症狀否則無法使用。換句話說，日本的預防醫療必須自費看診。

我至今一直透過講座來說明相關知識。但老實說，以人們每天花在醫療保險的金額來說，我也覺得講座費用偏高。不過一想到生重病後要花的錢，我認為現在為了預防疾病，而透過自費看診、參加講座所得到的知識很划算。

越早知道，越能把原本得花在治病的錢，用於自己或重要的人身上。

我衷心祈禱各位都能發自內心的享受自己的人生。

國家圖書館出版品預行編目（CIP）資料

婦科女醫的私密門診：每天一分鐘溫活訓練，改善經痛、婦女病和不孕症，讓妹妹溫潤緊實／駒形依子著；高佩琳譯 . -- 初版 . -- 臺北市：大是文化有限公司 , 2021.08
240 面 ; 14.8×21 公分 . --（EASY；102）
譯自：膣の女子力：女医が教える「人には聞けない不調」の治し方
ISBN 978-986-0742-03-9（平裝）

1. 婦科

417.1　　110006128

EASY 102

婦科女醫的私密門診

每天一分鐘溫活訓練，改善經痛、婦女病和不孕症，讓妹妹溫潤緊實

作　　者／駒形依子
譯　　者／高佩琳
責任編輯／陳竑悳
校對編輯／蕭麗娟
美術編輯／林彥君
副總編輯／顏惠君
總 編 輯／吳依瑋
發 行 人／徐仲秋
會　　計／許鳳雪
版權經理／郝麗珍
版權專員／劉宗德
行銷企劃／徐千晴
業務專員／馬絮盈、留婉茹
業務經理／林裕安
總 經 理／陳絜吾

出 版 者／大是文化有限公司
臺北市衡陽路 7 號 8 樓
編輯部電話：（02）23757911
購書相關資訊請洽：（02）23757911 分機 122
24 小時讀者服務傳真：（02）23756999
讀者服務 E-mail: haom@ms28.hinet.net
郵政劃撥帳號／ 19983366 戶名／大是文化有限公司

香港發行／豐達出版發行有限公司
Rich Publishing & Distribution Ltd
香港柴灣永泰道 70 號柴灣工業城第 2 期 1805 室
Unit 1805, Ph.2, Chai Wan Ind City, 70 Wing Tai Rd, Chai Wan, Hong Kong
Tel：21726513　Fax：21724355
E-mail：cary@subseasy.com.hk
法律顧問／永然聯合法律事務所

封面設計／孫永芳
內頁排版／邱介惠
印　　刷／緯峰印刷股份有限公司
出版日期／2021年8月初版
定　　價／新臺幣 360 元
I S B N ／978-986-0742-03-9
電子書 ISBN ／ 9789860742510（PDF）
9789860742503（EPUB）